실명 인구 100만 시대
당신의 눈은 안녕하십니까?
Q&A 100

실명 인구 100만 시대
당신의 눈은 안녕하십니까?

1쇄 발행 2025년 8월 1일

지은이 유형곤 外 4인
엮은이 (사)한국망막변성협회
발행인 이왕재

펴낸곳 도서출판 건강과생명(www.healthlife.co.kr)
주 소 [03082] 서울시 종로구 대학로7길 7-4 1층
전 화 02-3073-3421·~2
팩 스 02-3673-3423
이메일 healthlife@healthlife.co.kr
등 록 제 300-2004-27호

총 판 예영커뮤니케이션
전 화 02-766-7912
팩 스 02-766-8934

편 집 Rna 김재욱

정 가 20,000원

ⓒ 사단법인 한국망막변성협회 2025
ISBN 978-89-86767-65-0

'라온누리'는 도서출판 '건강과생명(건생)'의 새로운 출판 브랜드입니다.

실명 인구 100만 시대
당신의 눈은 안녕하십니까?
Q&A 100

유형곤
오재령
김훈동
김준형
한정우

100세 시대 눈 건강을 위한 100가지 궁금증

황반변성, 망막색소변성, 노안, 백내장…
망막 전문의들의 명쾌한 솔루션

> 서문

실명 인구 100만 시대를 마주하며

　세계보건기구(WHO)의 보고에 따르면 전 세계적으로 최소 22억 명이 시각 장애를 겪고 있으며, 이 중 약 4천만 명은 심각한 시력 손상을 가진 '시각장애인'으로 분류됩니다. 이는 전 세계 인구의 약 4분의 1이 시력 문제를 경험하고 있으며, 그중 상당수가 일상생활에 지장을 받을 정도의 시력 저하를 겪고 있다는 뜻입니다. 시각 장애는 단순한 '불편함'을 넘어 삶의 질과 사회적 독립성에 깊이 관여하는 중대한 건강 이슈입니다.

　개발도상국에서는 여전히 교정되지 않은 굴절 이상이나 치료받지 못한 백내장이 주요 원인이지만, 우리나라와 같이 의료기술이 발달한 국가에서는 상황이 다릅니다. 굴절 교정 수술이나 백내장 수술의 보편화로 이들 질환으로 인한 실명은 크게 줄었지만, 망막 질환과 녹내장은 여전히 실명의 주요 원인으로 남아 있습니다. 이런 질환은 대개 노화와 관련이 깊어 고령화가 빠르게 진행 중인 우리나라에서는 실명 위험 인구가 80~100만 명을 넘어 앞으로 더 증가할 것으로 전망됩니다(실명 인구 현황은 32면 참조).

　중등도 이상의 실명 인구가 100만 명이라는 사실은 단순한 통계 수치 이상의 의미를 지닙니다. 실명은 단지 본인 한 사람의 문제가 아닙니다. 앞이 보이지 않는다는 것은 단지 시력을 잃는 것이 아니라, 세상을 향한 소통의 통로와 자율성, 사회적 관계마저 제한되는 깊은 상실을 의미합니다. 제가 진료실에서 만나온 수많은 환자들은 시력의 변화가 가져오는 불안과 두려움, 때로는 좌절을 담담히 감내하며 살아가고 있었습니다. 그분들의 이야기와 침묵, 그리고 간절한 눈빛은 이 책을 시작하게 된 가장 큰 동기이자 원동력이었습니다.

이 책은 망막 전문의로서 진료실과 수술실에서 환자들을 마주해 온 사람들의 시선으로, 그리고 교육자로서 의료의 미래를 고민해 온 사람들의 목소리로 실명의 원인과 우리 모두가 나아가야 할 방향에 대해 이야기하고자 합니다.

이 책이 나오기까지 많은 노력을 함께 해주신 고려대학교 안암병원 오재령 교수님, 순천향대학교 천안병원 김훈동 교수님, 차의과학대학교 분당차병원 김준형 교수님, 그리고 순천향대학교 부천병원 한정우 교수님께 깊은 감사를 드립니다. 무엇보다도 가장 큰 가르침을 주신 환자분들께 이 자리를 빌려 진심으로 존경과 감사를 전합니다.

시각 장애의 시대, 실명 인구 100만의 시대. 그 숫자 뒤에 존재하는 수많은 이야기와 가능성을 함께 들여다보는 이 여정에 여러분을 초대합니다.

유형곤
의학박사, 前 서울대학교병원 교수
(사)한국망막변성협회 회장, 하늘안과

추천사 1

개인의 질병을 넘어 사회적 사명까지 돌아본 책

시력은 인간의 삶의 질과 존엄을 지탱하는 가장 중요한 감각 중 하나입니다. 우리가 세상을 인지하고, 타인과 소통하며, 꿈꾸는 미래를 향해 나아가는 길에서 시력은 단순한 '감각' 이상의 의미를 지닙니다. 그렇기에 시력을 지키는 일은 의학의 가장 본질적인 소명이며, 동시에 우리 사회가 함께 고민하고 준비해야 할 과제이기도 합니다.

이번에 출간된 『실명 인구 100만 시대, 당신의 눈은 안녕하십니까?』는 시각 장애라는 복잡하고 절실한 문제를 누구나 이해할 수 있도록 쉽고도 깊이 있게 풀어낸 소중한 책입니다. 시력을 잃는다는 두려움은 비단 환자들만의 것이 아닙니다. 우리 모두는 언젠가 시각적 한계에 직면할 수 있으며, 그때를 준비하는 지혜와 용기는 바로 지금부터 필요합니다.

이 책은 시각 장애를 개인의 고통이나 의료적 질병에 국한하지 않습니다. 저자들은 임상의로서, 교육자로서, 그리고 한 사람의 시민으로서 시각 장애를 바라보며 개인의 삶, 가족의 지원, 사회의 시스템, 국가의 정책이 어떻게 유기적으로 맞물려야 하는지를 균형 있게 보여줍니다. 의료 현장에서 실명을 예방하고 관리하는 구체적인 방법은 물론, 시각장애인을 위한 사회적 배려와 정책적 방향까지 아우르며, 독자들에게 깊은 통찰을 제공합니다.

특히 시력을 잃는 과정에서 환자가 마주하는 절망, 가족이 느끼는 혼란, 의료인이 감당해야 하는 책임을 담담히 조명하며, 앞으로 실명 인구가 폭발적으로 늘어갈 시대를 어떻게 준비해야 할지를 현실적으로 안내합니다.

이 책이 주는 메시지는 실로 시의적절하며, 우리 모두가 귀 기울여야 할 목소리입니다. 실명의 시대를 준비하는 이들에게 이 책은 반드시 필요한 지침서가 될 것입니다.

김정은
제36대 서울대학교 의과대학 학장
서울대학교 의과대학 신경외과학교실 교수

추천사 2

시력, '잃지 않는 법'을 배울 수 있는 책

평소 건강할 때는 실감하지 못하지만, 시력이 흐려지기 시작하면 우리는 곧바로 삶의 무게를 실감하게 됩니다. 매일 진료실에서 만나는 환자들 중에는 "좀 더 일찍 알았더라면…" 하고 후회하는 분들이 적지 않습니다. 그만큼 눈 질환, 특히 망막 질환은 조기 발견과 꾸준한 관리가 무엇보다 중요합니다.

이 책 『실명 인구 100만 시대, 당신의 눈은 안녕하십니까?』는 우리 모두가 놓치기 쉬운 눈 건강의 경고음을 세심하게 들려주는 책입니다. 저자 유형곤 교수님 등 다섯 분은 오랜 세월 환자 곁에서 진료하고 연구하며 축적한 경험을 바탕으로, 복잡하고 낯선 망막 질환을 누구나 이해할 수 있도록 풀어냈습니다. 단순히 의학 지식을 전달하는 데 그치지 않고, 환자의 마음까지 헤아리는 따뜻한 시선이 담겨 있어 읽는 이에게 깊은 신뢰를 줍니다.

책 속에 등장하는 100개의 질문은 환자들이 실제로 가장 궁금해하는 내용을 바탕으로 구성되어 있습니다. 황반변성은 왜 생기고 어떻게 치료해야 하는지, 눈이 자주 피로한 이유는 무엇인지, 자외선이나 식습관이 시력에 어떤 영향을 미치는지 등등 누구에게나 유익한 정보들이 가득합니다. 치료 중인 환자나 의료인이 아닌 일반 독자도 이해할 수 있도록 쉽고 친절하게 쓰였다는 점에서 모든 연령층에 추천할 만한 책입니다.

저는 유형곤 교수님의 제자이자 망막을 전공한 안과 전문의로서 교수님이 진료실에서 환자에게 전하던 메시지들이 이 책에 고스란히 담겨 있음을 느꼈습니다. 그 따뜻하고 명료한 설명을 기억하는 한 사람으로서 많은 분들이 이 책을 통해 눈에 대해 조금 더 관심을 갖게 되기를 진심으로 바랍니다.

눈앞의 일상이 흐려지기 전, 이 책을 꼭 읽어보시기 바랍니다.
시력은 한 번 잃으면 되돌릴 수 없습니다. 하지만 지금 이 책을 통해, '잃지 않는 법'을 배울 수 있습니다.
소중한 당신의 눈, 지금부터라도 돌보시기를 바랍니다.

우세준
서울대학교 의과대학 안과 교수
분당서울대학교병원 안과 과장

Contents

- 서문 4
- 추천사 6
- 목차 10

PART.1 안과에 가기 전에 자주 묻는 질문

1. 눈에 이상이 있을 때 동네 안과를 찾아가도 될까요? 가장 먼저 할 일은 무엇입니까? 16
2. 황반변성에 걸린 뒤에라도 회복될 수 있나요? 17
3. 스마트폰과 PC 모니터의 블루라이트가 눈에 악영향을 줄 수 있나요? 18
4. 요즘 30~40대 젊은 사람들도 황반변성에 걸린다던데, 사실인가요? 20
5. 미세먼지와 자외선 지수가 높을 때의 야외활동이 황반변성에 영향을 미치나요? 22
6. 백내장 수술을 했는데 왜 잘 안 보이나요? 24
7. 망막색소변성은 황반변성과 비슷한 질병인가요, 다른 질병인가요? 26
8. 황반변성 환자인데 운전해도 되나요? 28
9. 반대편 차량 불빛으로 눈이 부시면 주변을 보라고 하는데, 눈의 어떤 기능 때문인가요? 30

PART.2 눈에 관한 상식과 생활 속 궁금증

10. 실명 인구가 100만이라는데, 실명의 기준이나 통계 수치의 근거와 추이가 궁금합니다. 32
11. 나에게 노안이 온 것인지 알아보려면 어떻게 해야 할까요? 33
12. 작은 구멍이 뚫린 암막 안경이 눈 근육 조절 등 시력 향상에 도움이 되나요? 34
13. 몽골 사람들 시력이 제일 좋다고 하던데, 유전 때문인가요, 다른 요인 때문인가요? 35
14. 상하좌우 눈 운동을 하거나 초록색을 보면 눈이 좋아진다는 속설은 사실인가요? 36

15. 눈이 더 나빠지지 않으려면 되도록 안경은 안 끼는 것이 좋지 않나요? 37
16. 안약을 넣은 다음에는 눈을 깜빡깜빡해야 약이 잘 흡수되나요? 38
17. 유튜브와 블로그 등에 나오는 의사들의 설명을 참조하는 것은 괜찮은가요? 39
18. 밤에 어두운 곳에서 책을 보면 눈이 나빠질까요? 40
19. 단기간에 눈 마사지와 안구 운동 기구 등으로 치료하는 방법들은 신빙성이 있나요? 42

PART.3 눈과 시력에 관해 궁금한 이야기

20. 고대인들에게 눈은 어떤 의미였나요? 44
21. 눈이 사물을 보는 원리를 알고 싶습니다. 46
22. 망막과 황반의 구조와 기능이 궁금합니다. 50
23. 황반변성 환자의 시력 측정법을 알려주세요. 52
24. 망막 상태를 체크하려면 어떤 검사가 필요한가요? 54
25. 눈으로 다른 질병의 징후를 파악할 수도 있나요? 56
26. 색상 구분이 어려운 '색맹'이 되는 이유는 무엇인가요? 58

PART.4 연령관련황반변성의 발생과 진행

27. 황반이 '변성' 된다는 것은 어떤 상태인가요? 60
28. 노인성 황반변성은 어떻게 예방하고 대처해야 할까요? 62
29. 황반변성이 온 것을 어떻게 알 수 있나요? 64
30. 황반변성의 원인과 진행 과정이 궁금합니다. 66
31. 황반변성 말기에는 어떤 증상이 있나요? 70
32. 황반변성에도 종류가 있나요? 74

PART.5 망막 질환과 노안에 대한 궁금증

33. 황반변성과 노안은 어떻게 다릅니까? 78
34. 먼 곳이 잘 안 보이는 근시와 황반변성이 관계가 있나요? 79

35. 황반변성과 백내장은 어떻게 다릅니까? 80
36. 황반변성은 황반의 노화로 시작되나요? 82
37. '망막앞막'이라는 황반 질환이 궁금합니다. 84
38. 가족이 황반변성으로 판정받았다면 다른 가족들도 검진을 받아보는 것이 좋을까요? 85
39. 가족들은 멀쩡한데 왜 나만 걸렸을까요? 황반변성도 유전이 되나요? 86
40. 중심장액맥락망막병증이라는 것은 어떤 질병인가요? 88
41. 망막정맥폐쇄증은 어떤 질병인가요? 89
42. 노안 수술은 안심하고 받아도 될 만큼 안전한가요? 90
43. 사물이 굴곡져 보이는 증상은 원인이 무엇입니까? 91
44. 노안용 돋보기 안경은 도수별 기성품을 써도 눈에 해롭지 않나요? 92

PART.6 황반변성의 위험인자와 예방법

45. 황반변성의 치료 시기를 어떻게 잡아야 할까요? 94
46. 남녀 성별에 따른 황반변성 발병률에 차이가 있나요? 95
47. 당뇨, 고혈압, 고지혈증이 있는데 황반변성과 관련이 있을까요? 96
48. 아스피린 계열의 약을 먹는데, 황반변성 치료 시에는 끊어야 할까요? 97
49. 심혈관 및 뇌혈관 질환은 황반변성과 어떤 연관이 있나요? 98
50. 음주와 흡연이 황반변성에 미치는 영향은 무엇입니까? 99
51. 백내장 등 기타 다른 안과 질환과 황반변성은 어떤 연관이 있나요? 100
52. 황반변성을 자가 진단할 때 주의할 점은 무엇입니까? 102
53. 눈이 자외선에 노출되는 것은 어떤 위험이 있을까요? 104

PART.7 (건성) 황반변성의 치료와 관리

54. 건성 황반변성이란 무엇입니까? 106
55. 건성 황반변성의 자가검진 방법을 알려주세요. 108
56. 건성 황반변성의 안과 정기검진 과정을 알려주세요. 110

57. 말기 황반변성 환자의 검진에 대해 알려주세요. 112

58. 배아줄기세포를 이용한 망막색소상피세포 이식에 대해 알려주세요. 113

59. 건성 황반변성 환자의 생활 습관과 관리법이 궁금합니다. 114

60. 현재 시행 중인 건성 황반변성의 치료법을 알려주세요. 116

61. 건성 황반변성에 유용한 약제들은 어떤 것이 시중에 나와 있나요? 118

62. 약물치료로 황반변성을 치료하는 방법은 없나요? 120

63. 이미 말기 황반변성으로 시력이 크게 저하된 저시력자의 치료 과정이 궁금합니다. 122

64. 자외선을 효과적으로 차단하는 방법을 알려주세요. 124

65. 황반변성인데 백내장 수술을 받아도 될까요? 126

66. 인공망막 이식술도 있다고 하던데, 비용이 많이 드나요? 128

PART.8 (습성) 황반변성의 치료와 관리

67. 습성 황반변성 진단, 무엇부터 해야 할까요? 130

68. 습성 황반변성에는 어떤 치료약이 사용되고 있나요? 132

69. 눈 속 주사는 얼마나 맞아야 하나요? 135

70. 습성 황반변성에는 어떤 치료법이 있나요? 136

71. 광역학 치료란 무엇인가요? 138

72. 황반변성을 관리하는 노하우가 궁금합니다. 140

73. 이미 상당 부분 시력을 잃었다면 어떻게 해야 할까요? 142

74. 습성 황반변성 치료 후 합병증이나 다른 문제는 없나요? 143

75. 검사상으로는 호전됐다는데 잘 느껴지지가 않아요. 144

PART.9 황반변성에 좋은 음식과 식습관

76. 황반변성과 먹는 음식은 어떤 관계가 있나요? 146

77. 눈 건강에 좋은 채소나 과일은 어떤 것입니까? 148

78. 황반색소를 증가시켜 주는 유익한 음식들이 있다고 하던데요? 149

79. 평소 차와 커피를 즐기는데 황반변성 환자에게도 괜찮을까요?   **150**
80. 오메가-3를 먹고 있는데, 황반변성의 예방에도 도움이 될까요?   **152**
81. 콩 종류가 몸에 좋다는데, 눈에도 좋을까요?   **154**
82. 음식을 만들 때, 눈 건강에 도움이 되는 조리 방법이 따로 있나요?   **156**

PART.10 망막색소변성에 관한 궁금증

83. 망막색소변성은 어떤 질병이며, 왜 생기나요?   **158**
84. 망막변성 또는 황반변성은 망막색소변성과 어떻게 다른가요?   **159**
85. 야맹증이 있으면 모두 망막색소변성 상태인가요?   **160**
86. 가족 중 저만 망막색소변성인데, 임신과 출산 계획을 가져도 될까요?   **161**
87. 망막색소변성이 유전이 되지 않게 하는 방법은 없나요?   **162**
88. 황반변성용 눈 주사치료는 망막색소변성에도 해당되는 치료인가요?   **163**
89. 망막색소변성은 근본적 치료 방법이 없다던데, 그래도 안과를 다니는 게 좋을까요?   **164**
90. 망막색소변성의 기타 안과적 합병증은 어떠한 것들이 있나요?   **166**
91. 비타민 등의 항산화제가 망막색소변성 환자에게 효과가 있나요?   **167**
92. 망막색소변성을 더 빨리 진행시키는 인자가 있나요?   **168**
93. 망막색소변성에도 급성과 만성이 따로 있나요?   **169**
94. 눈에 떠다니는 게 보이는 비문증, 빛이 번쩍이는 광시증도 망막색소변성이 원인인가요?   **170**
95. 모니터, 스마트폰, 책 등을 많이 보면 망막색소변성의 경과에 영향을 미치나요?   **171**
96. 망막색소변성에 걸리면 시야가 좁아진다는데, 시력도 동시에 떨어지게 되나요?   **172**
97. 망막색소변성 진단을 받았지만 증상이 없거나 증상이 호전되는 경우도 있나요?   **173**
98. 망막색소변성 환자가 시력보조기를 처방 받는 절차는 어떻게 되나요?   **174**
99. 망막색소변성 환자에게 도움이 되는 생활 습관은 어떤 것들이 있나요?   **176**
100. 시력과 망막 질환에 도움이 되는 기관이나 상담처를 알려주세요.   **177**

● 부록 : 자가진단용 암슬러격자 **178**

PART 1

안과에 가기 전에 자주 묻는 질문

실명 인구 100만 시대
당신의 눈은 안녕하십니까?

눈에 이상이 있을 때 동네 안과를 찾아가도 될까요? 가장 먼저 할 일은 무엇입니까?

　눈에 이상 증상이 있다고 무조건 대학병원 같은 큰 병원 진료를 보실 필요는 없습니다. 우선 가까운 동네 안과 진료를 먼저 보시고, 질병의 종류에 따라 해당 안과로 가셔도 됩니다. 만약 동네 안과에서 대학병원 안과 진료가 필요하다고 하면 그에 따라 진료를 보시면 됩니다. 그리고 가까운 안과 중에도 원장님의 전문 분야에 따라 전문 진료를 시행하고 있으므로 안심하고 진료를 받으시면 되겠습니다.

　안경으로 교정되지 않는 시력 저하가 발생하거나 안구 통증이 있을 때도 가까운 안과를 방문해 진료를 보시면 됩니다. 그리고 사물이 왜곡돼 보이는 변시증 혹은 중심암점이 느껴질 경우에는 연령관련황반변성 가능성이 있으므로 빠른 시일 내에 가까운 안과에서 진료를 통해 확인하시는 것이 좋겠습니다.

황반변성에 걸린 뒤에라도 회복될 수 있나요?

먼저 '회복'의 정의부터 해야겠습니다. '회복'은 원래의 상태로 돌이키거나 원상태를 되찾는 것입니다. 이런 의미로 연령관련황반변성이 진행된 뒤에는 회복이 불가능합니다. 현재까지 어떤 치료법으로도 이미 손상된 황반을 예전의 건강했던 황반으로 되돌릴 수 없습니다. 아무리 안구 내 항체주사를 여러 번 시행하더라도 발병 이전의 시력을 회복하기는 어렵습니다.

그렇다면 치료를 시도할 필요가 없는 게 아닌가 생각할 수 있겠지만, 그런 오해는 하지 않는 것이 좋겠습니다. 심한 삼출성 연령관련황반변성이라도 빠른 진단과 치료로 최선의 치료 효과를 얻을 수 있습니다. 맥락막신생혈관과 그에 따른 망막 하액을 감소시킴으로써 최대한 황반변성으로 인한 시력 저하 속도를 늦추면서 재발률을 줄이는 치료가 필요합니다. 안구 내 주사를 여러 번 맞는 것은 어려운 일이지만, 현재 황반변성 치료용 신약들이 개발되고 있으니 안과에서 정기 검사를 받으면서 적절한 치료를 받는 것이 최대한 시력을 보존하는 방법일 것입니다. 황반이 이미 많이 손상됐다면 치료에 큰 의미가 없을 수 있으나, 시력 보조 도구나 저시력자 교육 프로그램의 도움을 받을 수 있습니다.

스마트폰과 PC 모니터의 블루라이트가 눈에 악영향을 줄 수 있나요?

    태양으로부터 지구에 도달하는 광선에는 많은 파장의 빛이 섞여 있습니다. 인간의 눈으로 구분할 수 있는 가시광선보다 긴 파장의 광선은 적외선, 마이크로파, 라디오파 등이 있고, 가시광선보다 짧은 파장의 광선은 자외선, 엑스선, 감마선 등이 있습니다. '빨주노초파남보'의 무지개 색은 가시광선을 파장에 따라 구분한 것입니다. 블루라이트는 말 그대로 가시광선 중 파란색, 청색광을 뜻합니다. 가시광선 중 파장이 짧은 편에 속하는 빛이며, 자외선보다는 파장이 약간 긴 빛입니다.

    자외선이 각종 피부 질환을 일으킬 수 있으며, 눈, 특히 망막에 좋지 않은 영향을 준다는 것은 이미 알려진 사실입니다. 그리고 파장이 긴 광선보다는 짧은 광선이 에너지를 더 많이 함유하고 있다고 합니다. 가시광선 중 파장이 짧은 블루라이트는 눈에 악영향을 줄 수 있다는 추측이 있어 왔습니다. 그리고 최근 현대인들이 스마트폰과 태블릿 같은 소형 전자기기의 LED(Light emitting diode)에 대한 노출 시간이 늘어나면서 LED에서 방출되는 청색광에 의한 눈 건강 문제는 종종 이슈가 되기도 합니다.

이에 대해서는 여러 연구가 있었지만 청색광이 망막에 악영향을 준다는 확실한 과학적 증거는 아직 없는 상태입니다. 청색광이 백내장을 유발하거나 황반변성 발병 가능성을 높인다는 연구 결과도 있고, 눈에 별다른 영향이 없다는 연구 결과도 동시에 존재하는 실정입니다.

전자기기의 조명을 오랫동안 주시하면 피로감을 유발하거나 안구건조증을 심화시킬 수 있습니다. 어린이의 경우에는 근거리 주시를 오래할수록 근시 진행 위험성이 높아질 수 있다는 연구도 있습니다. 그리고 청색광이 생체리듬에 영향을 주어 각성 상태를 유발할 수 있기 때문에 청색광이 수면 장애 위험성을 올릴 수도 있고, 청색광의 적절한 사용으로 수면 장애 치료를 실시하는 사례도 있다고 합니다.

결론적으로 아직까지 청색광 노출만으로 황반변성을 직접 유발한다는 확실한 근거는 없습니다. 하지만 눈 피로감과 안구건조증 등의 증상으로도 일상생활에 불편을 느낄 수 있고, 소아는 성인보다 청색광을 더 많이 흡수할 수 있다는 연구 결과가 있으므로, 어린이들은 장기간 스마트 기기 사용을 자제하는 것이 여러모로 안전합니다.

요즘 30~40대 젊은 사람들도 황반변성에 걸린다던데, 사실인가요?

엄밀히 말하면, 발생하는 위치는 비슷하지만 약간 다른 질환이라고 할 수 있습니다. 일반적으로 노인들에게 많이 발병하는 황반변성의 정식 명칭은 연령관련황반변성(나이관련황반변성, age-related macular degeneration, AMD, ARMD)입니다. 눈에 들어간 빛이 초점을 맺는 망막의 중심부를 황반(macula lutea)라고 하며, 나이가 들면서 황반 부위 조직의 퇴화와 변성으로 인해 망막 조직이 손상을 입어 시력이 저하되는 질환입니다. 연령관련황반변성은 맥락막신생혈관의 동반 유무에 따라, 크게 건성 황반변성(dry AMD)과 습성 황반변성(wet AMD)으로 나눕니다. 그중 습성 황반변성 환자에게는 맥락막신생혈관이 있고, 신생혈관에서 망막으로 삼출액이 차거나 출혈이 발생할 수 있습니다. 간혹 20~40대의 젊은 연령대에서도 맥락막신생혈관이 나타나는 경우가 있는데, 그 원인은 아래와 같이 크게 3가지로 구분할 수 있습니다.

① 근시성 맥락막신생혈관(myopic CNV)
일반인보다 안구가 앞뒤로 길어서 초점이 상대적으로 망막보다 앞에 맺히는

상태를 근시라고 합니다. 우리나라 사람 대부분이 근시 때문에 안경을 사용하는 것입니다. 하지만 고도근시일 경우, 황반부에 나쁜 혈관이 자라 올라오는 경우가 있는데, 이를 근시성 맥락막신생혈관이라고 부릅니다.

② 특발성 맥락막신생혈관(idiopathic CNV)

'특발성'은 아무 원인 없이 저절로 발생한다는 뜻입니다. 말하자면 특발성 맥락막신생혈관은 다른 안과 질환 없이 젊은 연령에서 발생하는 증상을 의미하는데, 50세 이하에서 발생하는 맥락막신생혈관의 중요 질환 중 하나입니다.

③ 이차성 맥락막신생혈관(secondary CNV)

특발성 맥락막신생혈관과 달리, 다른 안과적 질환의 합병증 또는 후유증으로 맥락막신생혈관이 동반되는 경우를 뜻합니다. 망막 아래에 물이 차는 중심성 장액성 맥락망막병증(central serous chorioretinopathy, CSC) 환자에게서 나타날 수 있습니다. 그리고 맥락망막염(chorioretinitis) 혹은 후포도막염(posterior uveitis) 같은 망막의 염증 질환을 앓고 난 이후에도 이차적으로 맥락막신생혈관이 동반될 수 있습니다. 드물게 안구에 큰 외상을 입은 뒤에도 이차성 맥락막신생혈관이 동반되기도 합니다.

이렇게 여러 가지 원인에 의해 젊은 환자에서 황반부에 맥락막신생혈관이 발생해도 연령관련황반변성 치료와 마찬가지로 안구 내 항체주사로 치료를 합니다. 항혈관내피세포성장인자(anti-vascular endothelial growth factor, anti-VEGF) 주사술을 시행, 맥락막신생혈관의 축소를 유도하는 방식입니다.

미세먼지와 자외선 지수가 높을 때의 야외활동이 황반변성에 영향을 미치나요?

산업화가 가속화하면서 과거보다 공기 내 미세먼지와 초미세먼지 농도가 점차 증가하고 있습니다. 미세먼지는 대기 중에 떠다니거나 흩날려 내려오는 입자 형태의 물질인 먼지 중 흡인성 먼지를 의미합니다.

미세먼지는 입자의 지름이 10μm(마이크로미터, 1,000분의 1mm) 이하인 먼지(PM-10)이며, 초미세먼지는 지름이 2.5μm 이하인 먼지(PM-2.5)를 뜻합니다. 사람의 머리카락 지름이 50~70μm이니 엄청나게 작은 입자의 먼지입니다.

이런 미세먼지와 초미세먼지는 눈의 외부, 즉 검은자위(각막)와 흰자위(결막)를 주로 자극해 안구건조증(건성안 증후군), 알레르기성 결막염과 같은 다양한 각결막 질환들을 일으킬 수 있습니다. 미세먼지는 각막과 결막 같은 안구의 외부에 질환을 일으킬 수 있습니다. 그러나 미세먼지가 연령관련황반변성을 직접 유발하지는 않습니다. 평소 안구건조증 환자나 알레르기성 결막염을 앓고 있다면 미세먼지가 많은 시간대에는 외출을 피하는 것이 안전합니다.

자외선은 가시광선보다 파장이 더 짧은 광선입니다. 파장이 짧다 보니 많은 에너지를 함유하고 있으므로 자외선에 과도하게 노출될 경우, 피부에 나쁜 영향을 줄 수 있습니다. 자외선에 노출되면 백내장 진행이 빨라질 수 있으며, 망막까지 자외선이 많이 들어간다면 망막 세포에 직접적인 영향을 주어 망막 세포 손상을 유발할 수 있습니다. 이에 따라 황반변성 환자의 경우, 망막 세포들이 매우 약한 상태이므로 자외선을 가려주는 것이 도움이 될 수 있습니다. 외출 시 선글라스 착용이 필요하며, 색깔 있는 선글라스 착용이 부담스러운 환자라면 자외선 차단이 잘 되는 안경을 착용하는 것이 시력 보존에 도움이 됩니다. 챙이 넓은 모자로 눈을 보호해주는 것도 좋습니다.

최근 대기오염이 심해지고, 오존층 파괴 등으로 인해 과거보다 자외선에 대한 노출 위험이 높아지고 있으므로 연령관련황반변성 환자가 아니더라도 햇빛이 강한 날에는 선글라스를 착용하는 것이 눈 건강에 도움이 될 것입니다.

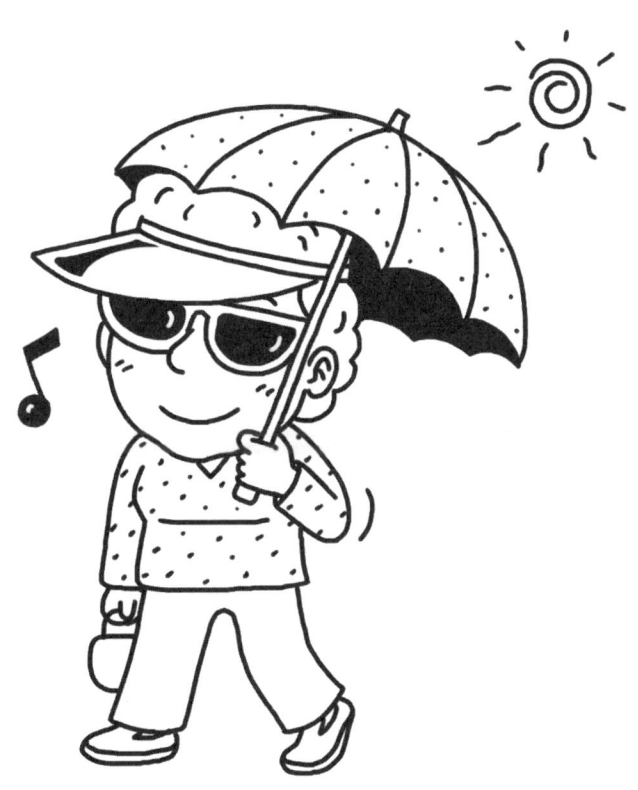

백내장 수술을 했는데 왜 잘 안 보이나요?

　백내장 수술은 백내장만 제거하고 수정체를 인공수정체로 교체해주는 수술입니다. 백내장 이외에 다른 안과 질환이 있다면 백내장 수술 후의 시력 예후가 좋지 않을 것입니다.

　백내장 수술 후 잔여 굴절이상(근시, 원시, 난시)이 있다면 안경 착용이 필요할 수 있습니다. 일반적으로 백내장 수술을 할 때, 먼 곳이 잘 보이도록 도수를 계산해 인공수정체를 삽입하게 됩니다. 이런 경우, 가까운 것을 볼 때는 돋보기를 착용해야 할 수도 있습니다. 최근 자주 시행하는 다초점 인공수정체 삽입술을 받으신 경우에도 낮은 도수의 돋보기를 착용하면 근거리 주시에 불편함이 줄어들 수 있습니다.

　그리고 백내장 수술 후 안구건조증이 심해져 불편감이 동반될 수도 있습니다. 눈물층이 마르는 것만으로도 일시적인 시력 저하가 나타날 수 있으며, 안구건조증과 함께 눈꺼풀염이 동반된다면 안구의 불편과 흐리게 보이는 증상이 나타날 수 있습니다. 이렇게 백내장 수술 뒤 안구건조증과 눈꺼풀염이 동반된다면 지속적인 안약 사용으로 도움을 받을 수 있습니다.

망막에 질환이 있는 경우에도 백내장 수술 후 시력 예후가 만족스럽지 않을 수 있습니다. 백내장 수술 후 안경을 착용해도, 안약을 꾸준히 사용해도 시력 저하가 있다면, 망막 질환 여부를 생각해 봐야 합니다.

 백내장 수술 후 낭포성 황반부종이 동반되었을 가능성도 있고, 망막전막이 있거나, 연령관련황반변성 같은 황반 질환 유무를 검진으로 확인하는 것이 필요합니다.

 드물지만 그 밖의 망막혈관폐쇄, 포도막염, 중심성 장액성 맥락망막병증, 망막박리와 같은 망막 질환이 동반되었을 수도 있으니 백내장 수술 후에도 시력 호전이 만족스럽지 않다면 안과 진료를 꾸준히 받는 것을 추천합니다.

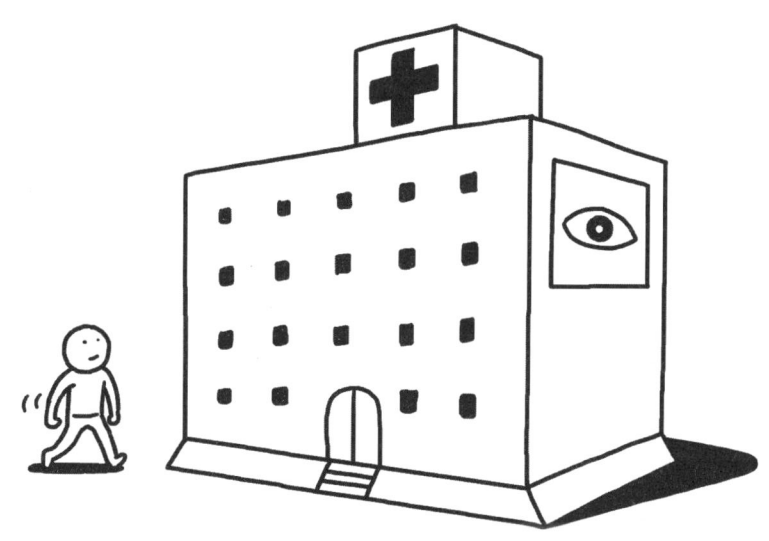

망막색소변성은 황반변성과 비슷한 질병인가요, 다른 질병인가요?

망막색소변성과 황반변성은 시력에 문제가 생긴다는 점에서는 같지만, 매우 다른 질병입니다.

망막색소변성(retinitis pigmentosa)은 일종의 유전질환이며, 망막에 있는 시세포(광수용체)가 유전자 돌연변이에 의해 점차 기능이 낮아지는 질환입니다. 망막색소변성은 유전자 돌연변이에 의해 정상적인 단백질이 부족하거나 비정상적인 단백질이 생성됨으로써 발생하는 대표적 유전성 망막변성질환입니다.

한편 흔히 황반변성이라고 부르는 연령관련황반변성은 노화에 의해 망막 중심에 해당하는 황반의 망막 세포에 변성과 이차적인 맥락막신생혈관이 나타나는 질환입니다.

망막색소변성은 청소년기에 증상이 시작되는 경우가 많은데, 야맹증과 주변 시야 장애가 먼저 나타나고, 그 뒤에 점차 시야 장애가 더 진행되어 중심시력의 장애가 나타납니다. 변성의 정도가 심하고 광범위하며, 계속 진행되기 때문에 심한 시력 저하를 불러옵니다.

아직 망막색소변성에 대한 명확하고 확실한 치료법은 없는 상태입니다. 최근

럭스터나라는 유전자 치료제가 개발되기는 하였으나, 치료 목표가 되는 유전자 변이가 맞아야 치료 대상이 될 수 있으며, 비용 문제로 아직 보편화된 치료법은 아닙니다.

 반면 연령관련황반변성은 말 그대로 노화로 인해 발생하는 질환이며, 주로 50대 이후에 질병이 시작되고, 중심시력의 장애와 변시증이 주된 증상입니다. 최근 연령관련황반변성에 대한 안구 내 항체주사치료제들이 여러 종류 개발되어 사용 중입니다. 연령관련황반변성도 완치하기는 어렵지만 필요할 때마다 안구 내 항체주사치료를 시행하면서 시기능을 최대한 보존하는 치료를 시행하고 있습니다.

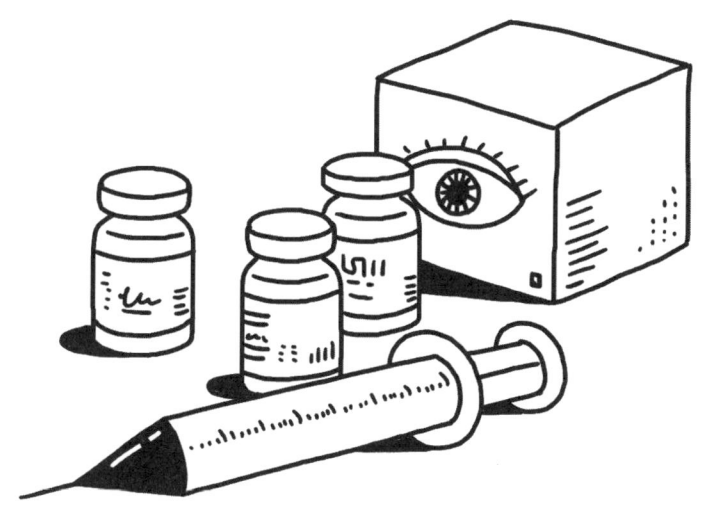

황반변성 환자인데 운전해도 되나요?

　연령관련황반변성으로 시력이 저하되었다면 운전은 위험합니다. 환자마다 시력이 다르겠지만, 특히 습성(삼출성) 연령관련황반변성 환자의 경우, 시력 저하가 심할 수 있으므로 운전 중 사고의 위험이 높습니다. 양쪽 눈에 황반변성이 있는 환자는 물론 한쪽 눈에 황반변성 증상이 있는 경우에도 양안의 시력 차이로 인해 거리감이 줄어들거나, 사물이 겹쳐 보이는 증상이 나타날 수 있기 때문에 운전은 자제하는 것이 안전합니다.

　황반변성으로 시력 저하가 진행된 환자는 교통사고의 위험 때문에 의사들은 대부분 운전을 권유하지 않습니다. 연령관련황반변성 환자지만 운이 좋게 시력이 양호한 경우, 법적으로는 운전이 가능할 수 있습니다. 하지만 운전 가능 여부 및 운전면허 갱신 가능 여부는 우선적으로 관련법에 따라 고려해야 할 문제이며, 법적으로 운전면허를 갱신하기에 적절한 시력이 유지된다면 운전이 가능합니다.

　국가에서는 운전면허 취득자들에 대해 정기적으로 시력 검사와 색각 검사를 포함한 적성검사를 시행하고 있는데, 제1종 운전면허의 경우, 양쪽 눈을 모두 뜨고 측정한 시력이 0.8 이상이고, 두 눈의 시력이 각각 0.5 이상이어야 합니다. 제2종 운전면허는 두 눈을 동시에 뜨고 잰 시력이 0.5 이상이어야 하며, 한쪽 눈을 보지 못하는 경우에는 다른 쪽 눈의 시력이 0.6 이상이어야 합니다.

예전에는 한쪽 눈이 실명하면, 무조건 운전면허 갱신이 불가능했었는데, 관련 규정이 완화되어 연령관련황반변성으로 한쪽 눈이 실명하더라도 남아 있는 눈의 시력이 양호한 경우에는 2종 운전면허를 유지할 수 있습니다.

그러나 위의 법적 기준에 해당한다 해도 황반변성으로 한쪽 눈이라도 실명한 경우라면 안전 운전의 필수 감각에 문제가 발생할 수 있습니다. 따라서 본인과 타인의 안전을 위해 절대로 무리한 운전을 시도하지 않는 것이 좋겠습니다.

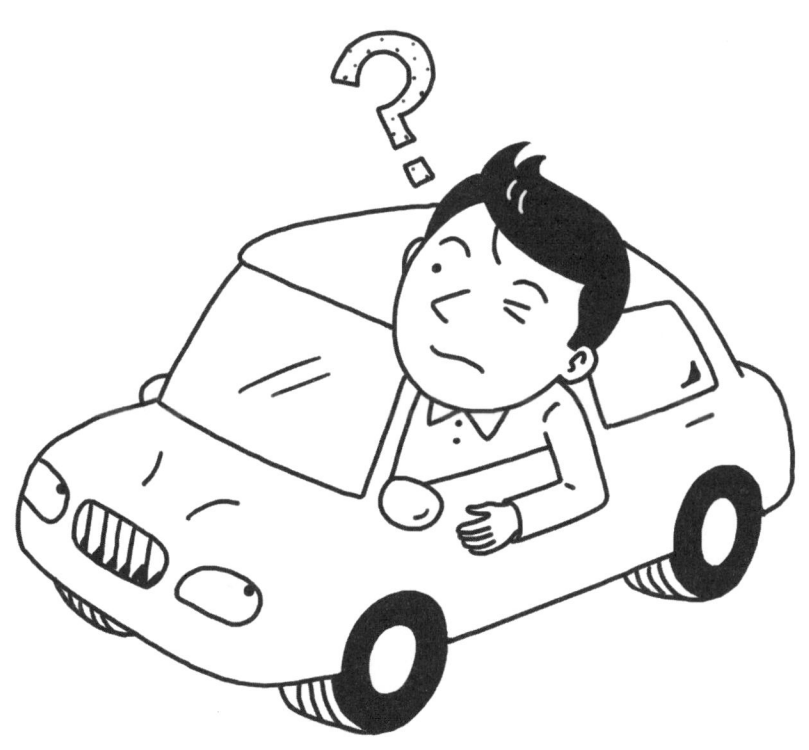

반대편 차량 불빛으로 눈이 부시면 주변을 보라고 하는데, 눈의 어떤 기능 때문인가요?

눈의 막대세포를 이용하기 때문입니다. 광수용체세포는 시세포(視細胞)라고도 부르는데, 원뿔세포와 막대세포 두 종류로 나뉩니다. 원뿔세포는 전체의 5%만을 차지하나, 밝은 곳에서 특히 민감하며 색깔을 구분하는 세포로도 알려져 있습니다.

반면에 막대세포는 전체의 95%를 차지하며, 어두운 곳에서 더 민감하나 원뿔세포처럼 색을 구분할 수는 없습니다. 밤에 반대편 차로에서 상향등을 켠 차를 만나면 불빛을 직시하지 말고 외면하면서 주변을 보면 훨씬 도움이 되지요. 어두운 곳에서 잘 안 보일 때 사물의 약간 옆을 보면 더 잘 보이는 것은 망막의 중심에 원뿔세포만이 분포하기 때문입니다.

그래서 밤에는 중심보다 약간 옆에 있는 막대세포를 이용하면 사물이 더 잘 보이는 것입니다.

PART 2

눈에 관한 상식과 생활 속 궁금증

실명 인구 100만 시대
당신의 눈은 안녕하십니까?

실명 인구가 100만이라는데, 실명의 기준이나 통계 수치의 근거와 추이가 궁금합니다.

2024년 기준 우리나라에 등록된 시각장애인은 약 25만 명으로, 전체 등록 장애인의 약 9.4%에 해당합니다. 하지만 이는 '등록된' 인구에 한한 숫자일 뿐이며, 중등도 이상의 시각 장애를 실제로 겪는 인구는 100만 명을 이미 넘었을 것이라는 것이 전문가들의 추정입니다. 말하자면 실명 인구는 완전히 시력을 잃지 않았더라도 시각적 장애 때문에 삶의 질이 현저히 떨어지는 인구로 보아야 한다는 것입니다.

미국 실명재단(American Foundation for the Blind, AFB)의 최근 조사에 따르면, 미국에서는 약 5천만 명이 시력 저하를 경험하고 있다고 보고된 바 있습니다. 미국 인구가 한국의 약 6배임을 감안하면, 우리나라에서도 약 800만 명 이상이 일시적이든 지속적이든 시각 장애를 경험하고 있을 것으로 추정됩니다. 물론 이 수치는 앞으로 줄어들기보다는 늘어난다고 보는 것이 합리적인 추정입니다.

11
나에게 노안이 온 것인지 알아보려면 어떻게 해야 할까요?

눈 속에 있는 구조물 중 빛을 굴절시켜 초점을 맺게 하는 조직이 수정체입니다. 수정체는 볼록렌즈와 같은 형태인데, 사물을 보는 거리에 따라 두께가 변합니다. 가까운 물체를 볼 때는 두꺼워져서 빛을 더 굴절시키고, 멀리 있는 물체를 볼 때는 얇아집니다. 이렇게 상황에 따라 수정체의 두께가 변화하는 작용을 조절(accommodation)이라고 하며, 사람이 의도하지 않더라도 눈 속에 있는 근육들이 저절로 움직입니다. 수정체 두께 변화로 빛의 굴절력이 변동하는 범위를 조절력이라고 하는데, 나이가 들면서 조절력이 감소하는 현상이 바로 노안(presbyopia)입니다.

조절력을 시험해 보려면 먼저 한쪽 눈을 감고 편안한 거리에서 책을 읽어 봅니다. 그리고 그보다 조금 더 가까이 당겨서 읽어봅니다. 아직 글씨를 읽을 수 있다면 조금씩 책을 눈 쪽으로 당겨 봅시다. 이때 글씨가 번져 보이기 시작하면 바로 그 거리를 기억해 두었다가 다른 사람들과 비교해 봅니다. 나이가 들수록 그 거리가 멀어진다는 사실을 발견하게 될 것입니다.

작은 구멍이 뚫린 암막 안경이
눈 근육 조절 등 시력 향상에 도움이 되나요?

　작은 구멍이 있는 안경을 착용하는 원리는, 초점 심도를 더 높여주는 것입니다. 바늘구멍(pin-hole)이 있는 안경을 착용하면, 눈 속으로 들어가는 빛의 양이 적어져 어둡게는 보이지만, 반면에 초점 심도는 깊어져서 선명하게 보일 수 있습니다.

　이런 안경을 착용하게 되면, 약간 더 선명한 상을 얻을 수는 있지만 어둡게 보이고 시야가 좁아지는 단점이 있습니다. 바늘구멍 안경이 일시적으로 사물을 선명하게 보도록 만들 수는 있겠지만, 이 안경이 지속적인 시력 향상 효과를 보이지는 않으며, 일상생활에서는 착용하기 힘들기 때문에 큰 효과는 없다고 생각합니다.

13
몽골 사람들 시력이 제일 좋다고 하던데, 유전 때문인가요, 다른 요인 때문인가요?

몽골인과 한국인은 유전적으로는 거의 유사하다고 알려져 있습니다. 최근 연구에 의하면, 어렸을 때부터 근거리 주시를 많이 할 경우, 근시 진행이 더 흔하게 나타난다고 알려져 있습니다.

아마도 과거 넓은 초원지대에서 유목민으로 지내던 생활습관이 이어져 내려왔고, 근거리 주시보다는 멀리 있는 동물이나 자연환경을 주시하는 습관으로 인해 근시 유발 인자가 적었기 때문에 우리나라보다 근시 환자가 수가 적었을 것으로 생각됩니다.

몽골도 앞으로 도시화가 진행되고 생활습관이 변화하면서 근시 환자 수에 어떠한 변화가 있을까 궁금해집니다.

상하좌우 눈 운동을 하거나 초록색을 보면 눈이 좋아진다는 속설은 사실인가요?

눈 운동을 하면 외안근을 풀어주어 피로를 감소시킬 수 있습니다. 하지만 눈의 피로감을 일시적으로 해소할 뿐, 눈의 시력이 향상되는 것은 아닙니다.

칠판 색깔인 진한 초록색을 보면 눈이 좋아진다는 속설도 있었습니다. 초록색을 보는 것이 눈의 피로감 감소에 도움이 되는 것은 맞습니다. 초록색 빛을 인식할 때, 시각을 담당하는 세포들이 덜 일하기 때문입니다. 빛의 색깔에 따라 반응하는 망막의 시세포(광수용체)의 종류가 서로 다릅니다. 시세포는 명암을 구분하는 막대세포와 색깔을 구분하는 원뿔세포로 구성되어 있고, 원뿔세포는 다시 긴 파장(적색, R), 중간 파장(녹색, G), 짧은 파장(청색, B)을 담당하는 세 가지 원뿔세포로 구분되어 있습니다. 그중 녹색은 명도와 채도가 상대적으로 낮은 색깔이기 때문에 빨간색이나 파란색보다 원뿔세포가 적게 반응한다고 알려져 있습니다.

이에 따라 초록색을 볼 때 눈이 편안함을 느낄 수 있으며, 눈이 피로할 때 초록색을 보면서 휴식을 취하는 것은 눈 건강에 도움이 될 수 있습니다. 하지만 초록색을 보는 것만으로 시력이 향상된다는 근거는 없습니다.

15

눈이 더 나빠지지 않으려면 되도록 안경은 안 끼는 것이 좋지 않나요?

눈이 나쁘다는 것에 대한 정의부터 이해해야 합니다. 우리가 흔히 눈이 나쁘다고 표현하는 상태는 근시가 있는 상태입니다. 이때 중요한 점은 근시가 안경으로 교정되는지, 교정시력이 1.0 가까이 나오는지가 중요합니다. 만일 최대 교정시력이 1.0보다 현저히 낮다면, 눈에 질환이 있을 가능성이 높으므로 반드시 안과 진료가 필요합니다.

시력 발달 과정에 있는 어린이들은 망막에 선명한 상이 맺혀야 시력 발달이 정상적으로 이루어질 수 있기 때문에, 교정시력이 부족한 어린이들은 반드시 안경 착용을 해야 합니다. 그에 반해 교정시력은 1.0까지 잘 나오지만 단지 불편해서 안경 착용을 안 하는 성인들에게는 착용을 강요하지는 않습니다. 글씨를 선명하게 봐야 하거나 운전을 한다거나, PC 작업을 해야 할 때와 같이 필요할 때마다 안경 착용을 하더라도 시력 저하를 유발하지는 않습니다. 성인의 경우, 필요할 때마다 안경을 끼었다 뺐다 하더라도 시력에 영향을 주는 것이 아니니 본인이 필요할 때는 안경을 착용하시는 것이 일상생활에 도움이 됩니다.

안약을 넣은 다음에는 눈을 깜빡깜빡해야 약이 잘 흡수되나요?

　안약은 각막과 결막을 통하여 흡수되면서 약효를 냅니다. 안약의 효과를 높이기 위해서는 각막 및 결막과 접촉 면적을 넓히고 접촉 시간을 늘려야 합니다. 하지만 안약을 넣은 다음 눈을 과도하게 깜빡깜빡하게 되면, 약물이 각막과 결막에 접촉하지 못하고 눈물길을 통해 배출되기 때문에, 안약을 넣었을 때는 눈을 지그시 감고 있는 것이 약물 흡수에 도움이 됩니다.

　안약을 넣은 다음에는 눈을 깜빡이는 것보다 1~2분 정도라도 눈을 감고 있어야 안약 효과를 높일 수 있습니다.

유튜브와 블로그 등에 나오는 의사들의 설명을 참조하는 것은 괜찮은가요?

최근에는 직접 유튜브 채널을 운영하거나, 블로그에 부지런히 건강 정보를 올리는 의사들이 많습니다. 해당 환자들은 물론 자기 증상이 어떤 질병인지 궁금한 사람들을 대상으로 자기 홍보 겸 유용한 정보를 제공하는 것인데요. 이런 의사들이 만드는 각종 콘텐츠를 통해 평소 질병에 관해 궁금한 여러 가지 정보를 얻는 것은 매우 좋은 방법이라고 생각합니다.

하지만 의사들마다 질병에 대한 견해가 서로 다를 수 있으며, 진단 과정과 치료 방침도 매우 다양할 수 있기 때문에 이를 감안하고 정보를 잘 선별하는 것이 좋습니다. 안과의 경우, 대부분 망막변성에 대한 치료 방침은 일치할 수도 있겠지만, 진료하는 의사들마다 많고 적게 견해가 다를 수 있습니다. 그러므로 모든 의사들이 각기 조금씩 다른 견해를 말한다 해도 특정 의사가 잘못된 것을 말하는 것은 아니므로 잘 분별하는 것이 중요합니다.

온라인상의 정보들로만 섣불리 자신의 질병을 판단하지 마시고, 직접 진료가 필요하다고 생각할 때는 반드시 안과에 방문해 상담을 받는 것이 필요합니다.

밤에 어두운 곳에서 책을 보면 눈이 나빠질까요?

과도한 근거리 작업이 근시를 유발한다는 가설은 많은 지지를 받고 있습니다. 어린 나이에 책을 많이 보거나 스마트폰, 태블릿 PC 같은 전자기기를 가까운 거리에서 장시간 주시하면 안구 성장 과정에서 근시로 진행될 가능성이 높다고 알려져 있습니다.

근거리 주시를 하면 눈은 수정체를 두껍게 유지하기 위해 안구 내 근육에 과도하게 힘을 주게 됩니다. 이 과정이 '조절'인데, 평소 조절력이 과도하게 높으면 근시로 진행할 가능성이 높습니다. 최근에는 조절력을 낮추기 위해 약한 농도의 조절마비제 안약이 소아의 근시 진행 억제 치료 목적으로 사용되고 있습니다. 그리고 대규모 인구를 대상으로 근거리 주시가 근시에 어느 정도 영향을 미치는지 많은 국가에서 연구를 진행하고 있습니다.

하지만 그렇다고 무조건 밤에 책을 보는 일 자체가 빠르게 시력을 저하시키지는 않습니다.

눈도 근육의 움직임이 있는 조직이라 책을 보기 위해 수정체 두께 변화가 과도하게 지속되고, 밤에 조도가 낮은 상태에서 근거리 작업을 지속하면 눈에 피로감이 느껴질 수 있고, 심하면 두통까지 동반되기도 합니다. 어두운 곳에서 엎드려 책을 보면 폐쇄각 녹내장 발생 위험성도 올라갈 수 있으므로 연령이 높거나 녹내장 과거력이 있는 분들은 어두운 곳보다는 밝은 조명 아래에서 책을 읽는 것이 안전하겠습니다.

또한 근거리 주시를 오래하거나 집중해서 책을 오래 보면 안구건조증이 동반될 수도 있으므로 독서 중에 가끔씩 눈을 쉬어주는 시간을 갖는 것이 눈 건강에 도움이 됩니다.

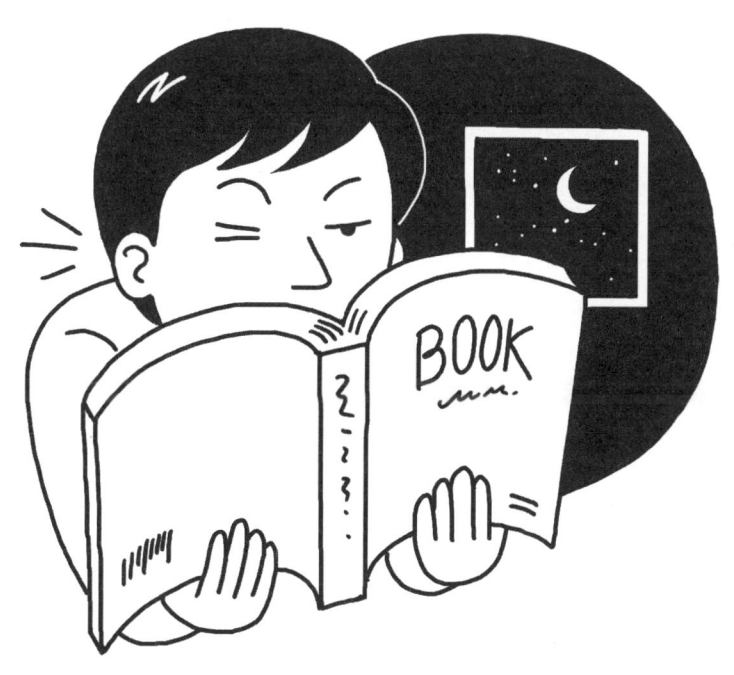

단기간에 눈 마사지와 안구 운동 기구 등으로 치료하는 방법들은 신빙성이 있나요?

　최근 안구 운동과 안구 마사지 등으로 눈을 편안하게 만들어주거나 심지어 시력을 단기간에 향상시켜 준다는 내용이 유튜브나 블로그 등에 종종 소개되고 있습니다. 눈 마사지 혹은 안구 운동을 하게 되면 일시적으로 눈이 개운하거나 시원한 느낌을 받을 수는 있을 것입니다. 하지만 안과에서는 이런 방법은 큰 의미가 없다고 생각하고 있으며, 특히 눈 마사지는 추천하지 않습니다.

　안과에서 추천드리는 안구 마사지는 눈을 비비거나 주무르는 것이 아니라 따뜻한 찜질을 하는 것입니다. 안구건조증이 있거나, 눈꺼풀염이 있는 환자의 경우, 온찜질이 건조 증상 개선에 큰 도움을 줄 수 있습니다. 그리고 안압 상승을 유발하거나 오히려 망막박리 같은 질환을 유발할 수도 있기 때문에 안구를 누르거나 압력을 가해 비비는 행동은 되도록 하지 않는 것이 안전합니다.

　눈 마사지나 안구 운동이 시력을 호전시킨다는 것은 잘못된 정보입니다. 당장은 좋아진 것처럼 느껴질 수도 있지만 실제로 호전되는 것은 아닙니다. 정말 시력에 도움이 된다면 안과에서 마사지와 안구 운동을 추천하겠지요. 많은 연구를 통해 검증된 치료제만을 사용하는 데는 다 이유가 있는 것입니다.

PART 3
눈과 시력에 관해 궁금한 이야기

실명 인구 100만 시대
당신의 눈은 안녕하십니까?

고대인들에게 눈은 어떤 의미였나요?

감각에 의한 경험을 불신하고 사물의 본질을 중시하는 것으로 유명했던 위대한 철학자 플라톤조차 시각이 인간의 감각 가운데 가장 고귀하다고 했으며, 자연계에 대한 가장 명확한 인식은 시각에서 나온다고 했습니다.

고대 그리스어뿐 아니라 영어, 프랑스어 등 여러 언어에서 '본다'는 의미의 동사는 '안다'의 의미로도 사용되고 있습니다. 예를 들어, 영어 문장 'I see'의 표면적인 뜻은 '나는 본다'지만, 사실은 '당신의 말을 이해했다'는 의미로 훨씬 더 많이 사용됩니다.

눈이 있다는 것은 본다는 것이며, 본다는 것은 곧 세상과 사물을 인식한다는 뜻이므로 건강한 눈의 존재, 그리고 이를 통해 보는 행위는 사람이 외부 세계와 연결되는 데 필수불가결한 조건이라 하겠습니다.

인류는 예로부터 눈을 몸의 여러 기관 중에서도 가장 중요한 것 중 하나로 인식해 왔습니다. 그리스신화에서부터 구약성서에 이르기까지 등장하는 실명(失明)의 고통은 대부분 신들이 정한 금기사항을 위반한 자들이 받는 매우 끔찍한 형벌이었습니다. 하필 여러 감각기관 중에서도 눈을 멀게 했다는 것은 그만큼 눈이 우리 몸에서 중요한 기관이며, 본다는 행위가 신체 활동에서 차지하는 비중이 매우 높다는 것을 인류가 알고 있었다는 뜻일 것입니다.

또한 고대인들은 세상에 빛을 제공하고 농경생활에 필수적인 존재였던 태양을 거대한 눈으로 인식했습니다. 태양을 통해 신들이 하늘 위에서 세상을 내려다본다고도 생각했습니다. 무의식중에도 인간은 눈을 다른 감각기관에 비해 중요하게 여기고 있는데, 예를 들어 사물의 한가운데에 동그란 형태가 있으면, 우리는 대개 이것을 입이나 귀가 아닌 '눈'으로 받아들이는 경향이 있습니다. 태풍의 한가운데 빈 부분도 '태풍의 눈'이라고 표현합니다.

라틴어에서 '시각'을 의미하는 단어 visus와 '힘'을 뜻하는 단어 vis는 어원이 같은데, 이 또한 눈과 시력의 연관성을 보여주는 중요한 예입니다. 어떤 취재 기사의 핵심 의도를 '기자의 눈'이라고 비유하기도 하듯이 눈은 사람의 인식이나 마음 중심을 나타냅니다.

사물을 보고 분별하는 견문과 학식을 뜻하는 안목(眼目)이라는 말도 '눈 안', '눈 목' 자를 사용하고, 慧眼(혜안), 천리안(千里眼) 등의 용어도 시각 자체를 넘어 지혜와 직감 등을 뜻하는 것처럼, 눈은 사람의 생각 자체를 보여주는 주요 기관임에 틀림없습니다.

눈이 사물을 보는 원리를 알고 싶습니다.

　사람의 눈은 고등동물 중에서 가장 정교한 기관이라고 할 수 있습니다. 눈은 사실 중추신경계, 즉 뇌의 일부로 생각되기도 합니다. 뇌가 담당하는 복잡한 기능들 중 보는 것을 담당하는 신경세포가 신체 밖에서 들어오는 빛을 받을 수 있도록 뇌에서 분리돼 얼굴 앞으로 돌출되어 자리하고 있는 기관이 눈이라고 생각하면 됩니다.

　겉에서 보이는 우리 눈은 검은자위와 흰자위 일부 밖에 보이지 않지만, 실제 안구의 크기는 이보다 훨씬 크고, 눈꺼풀에 가려져 보호되고 있습니다. 안구의 앞뒤 길이는 평균적으로 약 24㎜이며, 안구의 부피는 6.5㎖ 정도입니다. 구슬치기용 구슬 중 왕구슬 크기인데, 흔히 볼 수 있는 유명한 막대사탕 추파춥스(직경 25mm) 크기 정도로 생각하면 되겠습니다.

　눈의 구조는 아주 복잡하며, 여러 기능을 분담하는 다양한 부분으로 이루어져 있습니다. 기본적으로 척추동물의 눈은 카메라의 구조를 생각하면 이해하기 쉽습니다. 우선 눈의 한가운데 검은 동자 부분이 각막(角膜, cornea)입니다. 안구의 외벽을 이루고 있는 부분 중 유일하게 투명하여 눈 속으로 빛이 들어올 수 있게 해줍니다.

 각막 뒤쪽으로는 카메라의 조리개 역할을 하는 홍채(虹彩, iris)가 있는데, 밝은 곳에서는 수축하고 어두운 곳에서는 확장되어 눈으로 들어가는 빛의 양을 조절합니다. 갑자기 어두워지면 잘 보이지 않지만 이내 조금씩 사물이 보이는 것도 홍채가 열리기 때문입니다. 눈동자의 색을 결정하는 것이 바로 홍채입니다.

 홍채 뒤로는 앞뒤로 볼록한 모양의 수정체(水晶體, crystalline lens)가 있는데, 카메라의 렌즈 역할을 하며, 탄력성이 있어 가까운 곳을 볼 때는 두꺼워지고, 먼 곳을 볼 때는 얇아지면서 굴절 정도를 변화시켜 초점을 맞추는 역할을 합니다. 그 뒤로는 유리체(琉璃體, vitreous body) 또는 초자체라는 투명한 젤리 같은 조직이 눈 부피의 많은 부분을 채우며 안구 형태를 유지하는 역할을 합니다.

 안구의 가장 뒷부분에는 카메라의 필름 역할을 하는 신경조직 망막(網膜, retina)이 있습니다. 빛과 색상을 감지하는 시세포(광수용체, 빛수용체라고도 함)가 자리 잡고 있어 시력에 가장 중요한 역할을 합니다. 카메라에서는 맺힌 상이 필름에 감광(感光)이 되지만 망막에서는 빛이 전기신호로 바뀝니다. 망막에서 나온 신경다발들은 모두 한 군데로 모여 시신경이 되고, 시신경은 눈 뒤로 나가 뇌로 연결됩니다. 망막 중 특히 망막의 한가운데를 황반(黃斑, macula lutea)이라 하는데, 시세포가 집중되어 있는, 중심시력에 매우 중요한 부분입니다.

 우리는 어떻게 사랑하는 가족의 얼굴을 알아보는 것일까요? 시력의 발생 원리를 모르던 과거에는 눈에서 빛이 나와 물체를 인식했다고 생각했었습니다. 그러나 실제로는 물체에서 반사된 빛이 눈으로 들어와 망막에 상이 맺히는 것입니다. 빛이 없으면 아무것도 볼 수 없다는 뜻이기도 합니다. 사물을 보는 데는 눈만 필요한 것이 아닙니다. 뇌가 우리 눈으로부터 전달된 신호를 종합적으로 재구성해야만 외부의 대상을 비로소 인식할 수 있습니다. 안구 자체에는 이상이 없더라도 뇌에서 시각을 담당하는 대뇌 시피질(視皮質, visual cortex)에 이상이 있을 경우, 시력 저하 혹은 시력 소실이 나타날 수 있는 것도 이런 이유 때문입니다.

우선 얼굴에서 반사된 빛은 각막을 지나 홍채의 중심인 동공을 통해 우리 눈 속으로 들어갑니다. 눈으로 들어온 가족의 얼굴 모습, 정확히는 얼굴 표면의 각각의 점에서 반사된 빛들이 각막과 수정체를 지나며 굴절되어 망막의 일부 영역에 각각 초점을 맺습니다. 얼굴의 형태와 밝기와 색상대로 망막의 시세포 중 일부가 자극되고, 자극된 시세포에서는 전기신호가 발생합니다. 이렇게 빛에서 전기신호로 바뀐 정보는 몇 단계의 전달을 거쳐 시신경으로 합쳐져 뇌에 전달됩니다.

전기신호는 뇌 속을 지나 시각을 담당하는 뒤통수 쪽 뇌(후두엽)까지 전달이 되는데, 이곳에서는 전기신호를 형태·밝기·색상 등을 갖춘 얼굴의 모습으로 다시 구성하여 인식하고, 이것이 우리가 이미 알고 있는 특정 인물의 얼굴과 일치한다고 판단해 비로소 눈앞의 모습이 가족의 얼굴임을 알아보게 되는 것입니다. 이러한 전기신호 전달 과정 전체를 시각경로(視覺徑路, visual pathway)라고 하며, 결국 시각은 빛과 눈과 뇌의 종합 감각이라 말할 수 있습니다.

사람이 물체를 보고 인식하는 과정에 있어서, 위의 조직 중 어디든 문제가 생기면 시력이 떨어질 수 있습니다. 각막이나 수정체 등 정상적으로 투명해야 할 매질(媒質, 전달 매개물)에 혼탁이 오면 빛과 물체의 상이 눈 속으로 들어갈 수 없기 때문에 시력이 떨어지는데, 대표적인 것이 기존의 염증이나 외상 등에 의한 각막 혼탁, 그리고 나이가 들면서 수정체가 뿌옇게 변하는 백내장입니다.

또한 각막이나 수정체는 들어온 빛을 굴절시켜 한 점으로 모으고, 필름 역할을 하는 망막 위에 물체의 상이 맺히도록 하는데, 각막이나 수정체에서 빛의 적절한 굴절이 이루어지지 못하면 물체가 선명하지 않고 뿌옇게 보일 수 있으며, 이러한 상태를 근시, 원시, 난시 등 굴절 이상으로 표현합니다.

황반부에 물체의 상이 맺혀 망막 시세포가 그것을 인식해야 하는데, 망막 또는 황반에 질환이 있으면 다른 이상이 없더라도 시력이 나쁠 수밖에 없습니다. 대표적인 예로 황반변성이 있고, 황반에 물이 차서 붓는 황반부종, 망막이 원래 위치에서 떨어지는 망막박리, 망막에 산소와 영양을 공급하는 망막혈관질환, 그리고 유전성 망막 질환 등이 있습니다. 또한 시신경염, 시신경병증, 뇌경색처럼 망막 신경이 모여 형성된 시신경이나 시각경로에 이상이 있어도 시력이 떨어질 수 있습니다.

망막과 황반의 구조와 기능이 궁금합니다.

　앞에서 설명한 눈의 여러 구조물 중 다른 부분은 빛의 경로로서의 역할만 담당하지만, 망막은 광수용체(시세포)를 비롯한 신경세포의 집합체로서 빛을 시각 정보로 바꾸는 고성능 센서 역할을 합니다. 그물 망(網), 꺼풀 막(膜)으로 이루어진 망막(網膜)의 한자적 의미는 '그물처럼 엉킨 막'이라는 뜻으로 그 구조가 매우 복잡하다는 것을 암시합니다. 0.2~0.3㎜로 매우 얇은 한 장의 막이지만 그 얇은 막이 실제로는 여러 층의 다양한 신경세포로 잘 짜인 구조물입니다.

　단순한 막이 아니라 끊임없이 신호를 받아 전달하는 복잡한 회로와 여러 종류의 정보처리 장치를 지닌 첨단 구조물이라는 표현이 실제에 좀 더 가까운 묘사일 것입니다.

　일차적으로는 시세포가 빛을 감지하지만 이곳에서 변환된 전기신호는 그 다음의 내과립층, 신경절세포층 등 다양한 신경세포가 존재하는 층으로 순차적으로 전달되며 처리됩니다. 각 세포층은 분리되어 있지만 위아래의 다른 층들과 유기적으로 이어져 있어서 처리한 정보는 다음 층으로 연결되어 궁극적으로는 뇌로 전달됩니다.

눈 가장 뒤편에 있는 신경조직이 망막이며, 망막 중에서도 가장 중요한 부분이 황반입니다. 빛이 눈 속으로 들어와 상이 맺히는 부분이자 전체 망막의 가장 중심부에 있습니다. 황반(黃斑)의 한자는 노란 반점 또는 노란 얼룩이라는 뜻인데, 이 부위에는 황갈색의 색소가 망막의 다른 부분보다 많이 분포하기 때문입니다. 망막 중심부에 더 진하게 보이는 부분이 황반입니다.

황반의 중심부엔 약간 오목하게 파여 있는 부분이 있습니다. 그 부분에는 망막의 여러 층 가운데 위층 일부가 옆으로 밀려나고 광수용체를 포함한 아래층만 존재하여 더 많은 양의 빛을 받아들일 수 있는데, 인간과 같은 영장류에만 있는 구조입니다.

망막에 존재하는 시세포는 원뿔세포, 막대세포 두 가지로 나눌 수가 있는데, 원뿔세포는 주로 밝은 환경에서의 선명한 시력에 중요하고 색상의 구별에 관여하는 반면, 막대세포는 어두운 환경에서의 시력에 중요합니다. 황반에는 원뿔세포가 밀집되어 있어 중심시력 형성에 주로 기여합니다. 이런 황반부의 특수한 모양과 세포의 구성은 중심부 시력의 극대화를 위한 고도의 기능적 배치라 할 수 있겠습니다.

그만큼 황반은 시력 유지에 있어 중요한 부분이기 때문에, 황반에 회복 불가능한 흉터가 생기거나 심각한 위축(얇아짐)으로 시세포가 사라지게 되면, 망막의 다른 부분이 멀쩡하다 해도 중심시력은 0.02 이하로 크게 떨어질 수 있습니다. 황반이 망가지면 그 옆의 비교적 정상적인 부분에 시각을 의존할 수밖에 없는데, 망막의 다른 부분은 황반의 고도로 정밀한 기능을 대신할 수 없기 때문에, 그런 상태로는 정상적인 일상생활이 불가능합니다.

황반변성 환자의 시력 측정법을 알려주세요.

 환자의 시기능을 측정하는 검사에는 시력검사, 시야검사, 대비감도검사, 전기생리학적 검사 등 여러 가지가 있습니다. 그 중에서 가장 손쉽게 환자의 시기능을 측정해 볼 수 있는 대표적인 방법이 시력검사입니다. 병원뿐만 아니라 안경점, 건강검진센터나 운전면허 검사장에서도 시력검사를 자주 시행하고 있습니다. 숫자, 도형, 글씨를 읽는 시력검사자의 중심시력을 측정하는 것인데, 중심시력은 황반의 기능을 반영합니다.

 시력 측정을 위해서는 약 5m 거리에서 한쪽 눈을 가린 상태로 시력표에서 얼마나 작은 시표(문자, 그림 또는 부호)까지 읽어낼 수 있는지를 측정하고, 그 시표에 해당하는 시력을 검사자의 시력으로 확정하게 됩니다. 읽을 수 있는 가장 작은 시표는 '최소분리시력'이라고 하는데, 서로 떨어져 있는 2개의 점을 각각 인식할 수 있는 두 점 사이의 최소 간격을 의미합니다.

 문자를 판독하기 힘든 환자의 경우, 란돌트 고리라는 C자 형태의 시표를 이용해 뚫린 방향을 맞히도록 하는 방법으로 시력을 측정합니다. C자 모양의 고리가 상하좌우 어느 쪽으로 열려 있는지 구분할 수 있는 능력을 측정합니다. 결국 시력검사의 원리는 눈이 작은 점을 분리해 구별해내는 일종의 해상도를 측정하는 것이라고 이해하면 됩니다.

여러 가지 시력표가 있지만 현재 우리나라에서 가장 많이 쓰이고 있는 시력표는 한천석 시력표입니다. 이 시력표에서 위쪽 가장 큰 시표에 해당하는 시력은 0.1이며, 가장 아래쪽 시표가 2.0에 해당합니다. 하지만 정상시력이 1.0이기 때문에 그 이상의 시력은 큰 의미가 없다고 생각해도 좋습니다.

시력검사는 아시다시피 검사자가 읽을 수 있는 가장 작은 시표에 해당하는 시력을 기록하는 것입니다. 그러면 0.1보다 더 나쁜 시력은 어떻게 측정하고 규정할까요? 우선 0.1 시표를 읽을 수 없다면 시력표 쪽으로 더 다가가면서 맨 위의 시표가 보이는지 확인합니다. 일반적으로 5m 거리에서 측정하는 시력표의 0.1 시표를 2m 지점에서 읽을 수 있다면 0.1의 5분의 2가 되어 0.04라는 시력을 산출할 수 있습니다.

시력표 바로 앞에서도 0.1 시표를 읽을 수 없을 정도로 시력이 나쁜 경우라면, 눈앞에서 손가락 개수를 맞힐 수 있는 거리를 측정합니다. 눈 앞 50cm 거리에서 손가락 개수를 맞히는 경우, 안전수지(Count Finger, CF)/50cm라고 표현합니다(이보다 더 나쁘면 안전수지/30cm, 20cm 등). 손가락 개수를 맞히기도 어려울 정도로 시력이 현저히 나쁜 상태는 눈앞에 흔드는 손을 인지한다는 의미로 안전수동(Hand Motion, HM)이라고 합니다. 그조차 보지 못하면 눈앞에 비추는 빛을 감지할 수 있는 상태로 '광각유'라고 기록하는데, 빛마저 느끼지 못하는 상태라면 '광각무'로 표현합니다.

망막 상태를 체크하려면 어떤 검사가 필요한가요?

　안과에서 가장 기본적으로 시행하는 검사는 시력검사와 안압검사입니다. 시력과 안압은 내과의 바이탈 사인(활력징후)과도 같은 중요한 검사 지표입니다. 그 외에 망막에 대한 검사 방법으로 안저검사, 안저 촬영, 빛간섭단층촬영, 형광안저혈관조영술, 망막전위도 검사 등이 있습니다.

　안저검사에서 안저(眼底, 눈 안쪽의 바닥)는 망막을 뜻합니다. 검안경을 통해 직접 눈 속을 들여다면서 망막 상태를 확인하는 것이 안저검사입니다. 동공을 크게 만드는 산동제를 넣지 않고, 망막 일부만 관찰하는 직접 검안경 검사가 있고, 산동제를 넣고 망막 전체를 관찰할 수 있는 간접 검안경 검사가 있습니다.

　그리고 망막 상태를 컬러 사진으로 촬영하는 안저 촬영이 있습니다. 망막 상태를 컬러로 기록해 놓을 수 있고, 이전 사진과 비교하여 망막 질환의 진행 여부도 판단할 수 있습니다. 과거에는 망막의 중심부 좁은 부위만 촬영이 가능했지만, 최근에는 산동제 없이도 망막의 넓은 범위를 한꺼번에 촬영할 수 있는 광각 안저촬영 장비도 있습니다.

　빛간섭단층촬영(optical coherence tomography, OCT)은 망막의 단면을

촬영하는 검사 장비입니다. 망막 중심부인 황반의 단면을 촬영해 망막부종이 있는지, 신생혈관이 발생했는지, 망막 앞에 막이 끼어 있는지, 황반원공이 동반되었는지 관찰할 수 있습니다. 특히 최근 연령관련황반변성 진단 및 치료 경과 관찰에서는 빛간섭단층촬영이 필수적입니다. 망막하액이 증가했는지, 안구 내 항체주사 후 망막하액이 감소했는지 확인할 수 있고, 치료 방침을 세우는 데도 꼭 필요한 검사입니다. 빛간섭단층촬영으로는 시신경의 두께도 측정이 가능하며, 녹내장 진단에도 이용됩니다.

형광안저혈관조영술(fundus fluorescein angiography)은 망막의 혈관 상태와 혈액순환 여부를 보기 위한 검사 방법으로 조영제를 팔 정맥에 주사하면서 여러 장의 망막 사진을 촬영합니다. 조영제가 망막 혈관으로 흘러가면서 점차 망막 혈관을 염색시키는 과정에서 망막 혈관의 혈액순환 상태를 시간대별로 관찰할 수 있고, 혈관 손상 정도도 판단할 수 있으며, 황반변성 환자에서 맥락막신생혈관 발생 여부도 확인할 수 있습니다. 이뿐 아니라 망막정맥폐쇄, 망막동맥폐쇄, 당뇨망막병증, 포도막염과 같은 질환의 진단에도 필요한 검사 방법입니다. 단, 검사 중 조영제 과민반응으로 구토, 어지러움 등의 부작용도 더러 있지만 대부분 자연 호전됩니다. 하지만 이전에 조영제 과민반응이 있었던 환자는 검사에 신중해야 합니다. 최근에는 조영제를 사용하지 않고 황반부 혈관 상태를 관찰할 수 있는 빛간섭단층촬영혈관조영술을 시행하기도 합니다.

망막전위도(electroretinogram, ERG) 검사는 빛 자극에 대해 망막에서 발생하는 전기적 신호를 측정하는 검사 방법입니다. 각막이나 피부에 전극을 부착하고 눈에 반짝이는 빛을 쐬면 망막에서 전기신호가 만들어지는데, 이때 생성된 전기신호를 전극에서 측정하는 방식입니다. 망막색소변성과 같은 유전성 망막 질환의 진단에 필요한 검사이며, 다른 망막 질환에서도 망막의 기능을 평가하기 위해 시행하고 있습니다.

눈으로 다른 질병의 징후를 파악할 수도 있나요?

눈은 심장에서 오는 혈액으로부터 산소와 영양분을 공급받습니다. 심장에서 나온 동맥은 목을 따라 머리 안으로 와서 나뉘는데, 이중 뇌 앞부분으로 가는 동맥의 일부가 시신경을 타고 눈 속으로 들어옵니다. 특히 망막은 빛의 통과를 위해 투명한 상태를 유지하므로 망막 내부를 흐르는 혈관을 검안경으로 직접 관찰할 수 있습니다. 망막은 우리 몸에서 혈관의 상태를 육안으로 관찰할 수 있는 유일한 기관입니다.

고혈압이나 동맥류 등 심혈관 질환이 있는 사람은 망막혈관에 변화를 보이기도 하기 때문에 망막의 혈관을 관찰함으로써 진단이나 예후 판정에 도움을 받을 수 있습니다.

당뇨병이나 고혈압으로 망막에 합병증이 동반된 사람이라면 심장, 콩팥, 뇌혈관과 같은 눈 이외의 기관에도 상당히 합병증이 진행되었을 것으로 추측합니다. 그러므로 '눈(망막)은 마음(심장)의 창'이라는 표현은 문학적 은유로서뿐 아니라 과학적으로도 맞는 말이라 할 수 있겠습니다.

그리고 흰자위가 노랗게 보이면 황달 증상을 의심할 수 있습니다. 황달(黃疸,

jaundice)은 빌리루빈이라는 물질이 체내에 많아져 눈의 흰자위와 피부가 노랗게 변하는 질환입니다.

　간의 대사 혹은 배설에 장애가 생기면 몸에 빌리루빈이 쌓이게 되고, 빌리루빈의 색깔 때문에 흰자위가 노랗게 보이는 것입니다. 황달이 의심되는 분에게는 소화기내과 진료가 필요합니다.

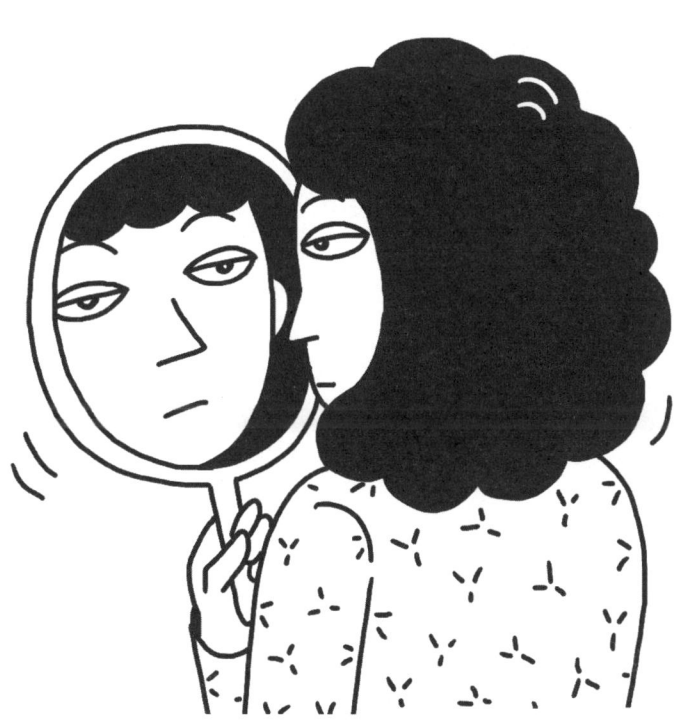

색상 구분이 어려운 '색맹'이 되는 이유는 무엇인가요?

중심시력 이외에 또 다른 황반의 기능 중 하나가 색상 구별입니다. 황반에는 세 가지 종류의 원뿔세포(원추세포), 즉 붉은색, 초록색, 파란색을 감지하는 세포들이 있습니다. 이 세 가지 원뿔세포가 각각 자극되는 정도의 조합으로 우리는 색상을 구별하는 것입니다.

세 가지 원뿔세포 중 일부 또는 모두의 기능이 소실되면 흔히 말하는 색맹, 즉 색각 이상이 될 수 있습니다. 대부분의 색각 이상은 유전성 망막질환으로 인해 나타나며, 일부 망막 질환에서 황반부의 심한 기능 저하로 인해서도 색각 이상이 나타날 수 있습니다.

PART 4

연령관련황반변성의 발생과 진행

실명 인구 100만 시대
당신의 눈은 안녕하십니까?

황반이 '변성' 된다는 것은 어떤 상태인가요?

황반변성은 말 그대로 황반(macula)이 변성(degeneration)되는 질환입니다. '변성되었다'라는 말은 성질이 변화했다는 의미인데, 의학적으로는 생체의 조직이나 세포가 이상 물질을 만나 그 모양이나 성질이 변하는 경우를 가리키는 용어입니다. 고도로 높은 기능을 수행하던 조직이 낮은 기능밖에 수행할 수 없는 조직으로 변하는 것입니다. 기능뿐 아니라 구조가 퇴화하고 퇴보하는 경우도 변성에 해당합니다.

황반은 망막에서 가장 중요하고 정교한 기능을 하는 부위입니다. 정교한 작업을 수행하는 인체의 한 부분이 더 이상 그 작업을 수행할 수 없게 되고, 구조적으로도 변형이 일어나 다시는 기능을 회복할 가능성이 없는 상황까지 도달하면 '완전히 변성되었다'라고 말할 수 있습니다.

의학적으로 이러한 조직의 변성은 대개 기존 조직이 다른 성상의 조직으로 대체되는 과정으로 나타납니다. 근육 조직이 섬유 조직으로 대체되는 섬유화 변성, 콩팥 조직이 수포성 빈 공간으로 대체되는 낭성 변성 등이 관찰되기도 하며, 상피 조직에 끈적끈적한 점액성 물질들로 가득 차는 변성이 발생하기도 합니다. 이러한 변성이 발생할 경우, 변성이 일어난 조직들은 더 이상 예전의 기능을 정상적으로 발휘하지 못하고 퇴화됩니다.

황반부에도 이러한 변성이 발생할 수 있습니다. 황반부에서 빛을 감지할 수 있는 세포인 광수용체가 더 이상 빛을 감지할 수 없도록 퇴화할 수 있으며, 섬유성의 흉터(scar) 조직으로 대체되거나 빈 공간으로 대체되기도 하는데, 바로 이러한 상태를 황반변성이라고 부릅니다.

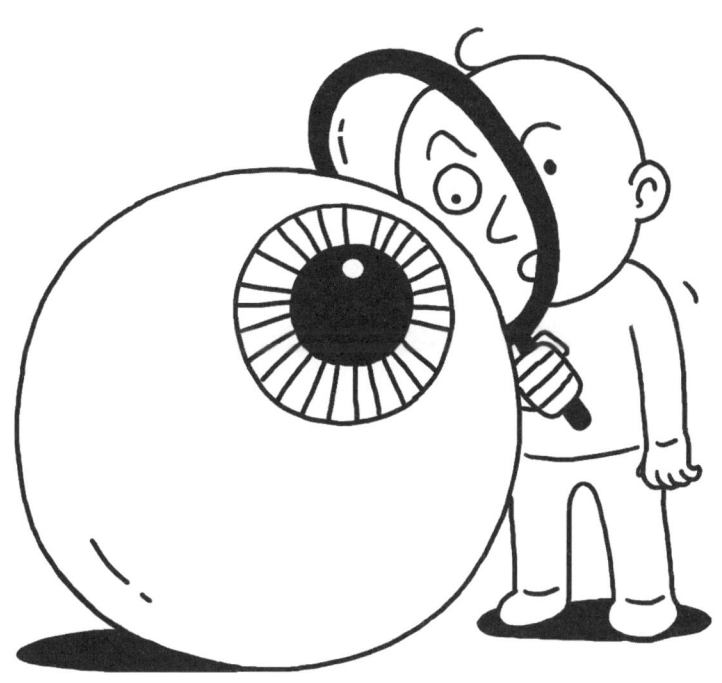

노인성 황반변성은 어떻게 예방하고 대처해야 할까요?

황반변성 중 가장 큰 빈도를 차지하는 연령관련황반변성(노인성 황반변성)은 대부분 천천히 진행하지만 간혹 갑작스러운 시력 저하를 유발하는 습성 황반변성이 되기도 합니다. 황반변성은 65세 이상의 노인에서 발생하는 실명의 가장 흔한 원인인데, 서양에서는 모든 연령대에서 가장 높은 실명 유발 원인으로 알려져 있습니다. 미국에서는 약 8백만 명이 연령관련황반변성으로 고통받고 있으며, 영국에서는 실명 환자의 50%가 연령관련황반변성이 원인이라고 보고되고 있습니다. 고령화 사회가 될수록 당연히 연령관련황반변성의 빈도도 증가합니다.

선진국에서 황반변성이 가장 많은 실명의 원인이 되는 또 다른 이유는, 이 질환으로 시력의 감소가 발생하면 가장 발전된 의료 기술로도 치료가 어렵기 때문입니다. 안과 진단과 치료 기술의 발달로 녹내장·백내장 등 다른 원인에 의한 실명이 상대적으로 감소한 이유도 생각할 수 있겠습니다. 우리나라도 고령 인구의 증가가 계속되고 있고, 서구화된 생활습관과 함께 심혈관계 질환도 증가하고 있어서, 황반변성은 이미 대한민국에서도 가장 중요한 실명 원인으로 보고되고 있습니다.

 최근 우리나라의 황반변성 발생 빈도는 가파르게 증가하고 있는데, 특히 습성 황반변성은 40세 이상 인구에서 1만 명당 매년 3명씩 발생하며, 현재 인구 1만 명당 36.46명(1,000명 중 4명 정도)이라는 비교적 높은 유병률을 보이고 있습니다. 흔히 노화의 정도는 사람마다 다르고, 환경도 다르므로 특정한 나이를 기준으로 위험 요소의 유무를 정할 수는 없습니다. 70~80세에 주로 발생하는 연령관련황반변성이 비교적 젊은 50대에서 발생하기도 합니다.

 일부 50대 환자들에게 황반변성의 원인이 노화로 인한 것이라고 설명하면 '노인성'이라는 용어를 어색해해서 절망적으로 받아들이는 경우가 많습니다. 하지만 노인성이라는 용어는 이 질환의 성격을 잘 설명하기 위해 사용하는 용어일 뿐 노화의 정도를 나타내는 용어가 아님을 잘 이해해야 합니다. 연령의 증가가 이 질환의 유일한 위험인자는 아니며, 유전적 요인, 흡연, 영양상태, 자외선 노출 등의 환경적인 요인이 병의 발생에 관여한다고 알려져 있습니다. 유전적 요인은 어쩔 수 없지만 환경적 요인을 잘 관리한다면 고령이 되어도 병의 발생 가능성을 줄일 수 있을 것입니다.

 연령관련황반변성은 완벽하게 예방하거나 완치할 수 있는 질환이 아니기 때문에 여러 위험요인들을 줄여가면서 정기적인 안과 외래 진료를 받는 것이 필요합니다. 흡연 중인 분은 반드시 금연해야 하며, 햇빛이 강한 날에는 외출 시 자외선 차단을 위한 양산이나 선글라스를 사용하는 것이 도움이 됩니다. 안경으로 교정되지 않는 시력 저하가 있거나 변시증, 암점 등의 증상이 나타나는 경우, 빠른 시일 내에 안과 진료를 받아야 하며, 특별한 이상 증상이 없어도 노년이 되면 정기적으로 안과 검진을 받는 것이 연령관련황반변성 조기 진단에 도움이 될 것입니다.

황반변성이 온 것을 어떻게 알 수 있나요?

연령관련황반변성의 초기 증상은 우선 '변형시'를 들 수 있습니다. 변형시(metamorphopsia)는 말 그대로 사물이 변형되어 보이는 증상을 의미하며, 직선이 휘어져 보이거나 사물이 구불거리듯 보이는 증상입니다. 삼출성 연령관련황반변성이 발생하면, 망막 아래에 맥락막신생혈관이 망막을 밀어 올리면서 증식하게 되고, 신생혈관에서 망막하액 누출이 발생하면 망막은 더 부어오르게 됩니다. 황반에 초점이 맺혀야 사물이 바르게 보이는데, 편평해야 할 망막이 부어오르면 구부러진 망막에 초점이 맺히면서 사물이 휘어져 보이는 증상이 변형시입니다.

또한 황반변성 초기 증상 중 하나인 중심암점(central scotoma)은 시야 중심에 까만 점이 생기는 증상으로, 떠다니는 까만 점들이 보이는 날파리증(비문증)과는 다른 것입니다. 맥락막신생혈관이 증식을 하면 신생혈관이 침범한 망막 조직은 손상을 입고, 해당 부위에는 초점이 맺히지 않게 됩니다. 그리고 맥락막신생혈관에서 출혈이 발생하면 출혈 부위에 빛이 가려지면서 해당 부위가 어둡게 보일 수 있습니다. 이처럼 맥락막신생혈관 증식으로 인해 망막이 손상되거나 출혈이 발생하여 중심부위가 어둡거나 까맣게 보이는 증상이 중심암점입니다.

변형시와 중심암점은 연령관련황반변성의 대표적인 초기 증상이기 때문에 평소 사물이 휘어져 보이거나 중심 시야가 까맣게 가려보이는 분들에게는 반드시 안과 검진이 필요합니다. 그리고 황반변성 조기 진단을 위해 안과에서 암슬러격자(Amsler grid)를 배포하기도 합니다(본서 부록 참고). 일상생활 중 주기적으로 암슬러격자 검사를 통해 직선이 휘어 보이지는 않는지, 중심암점이 생기지 않았는지 확인하는 것이 좋겠습니다.

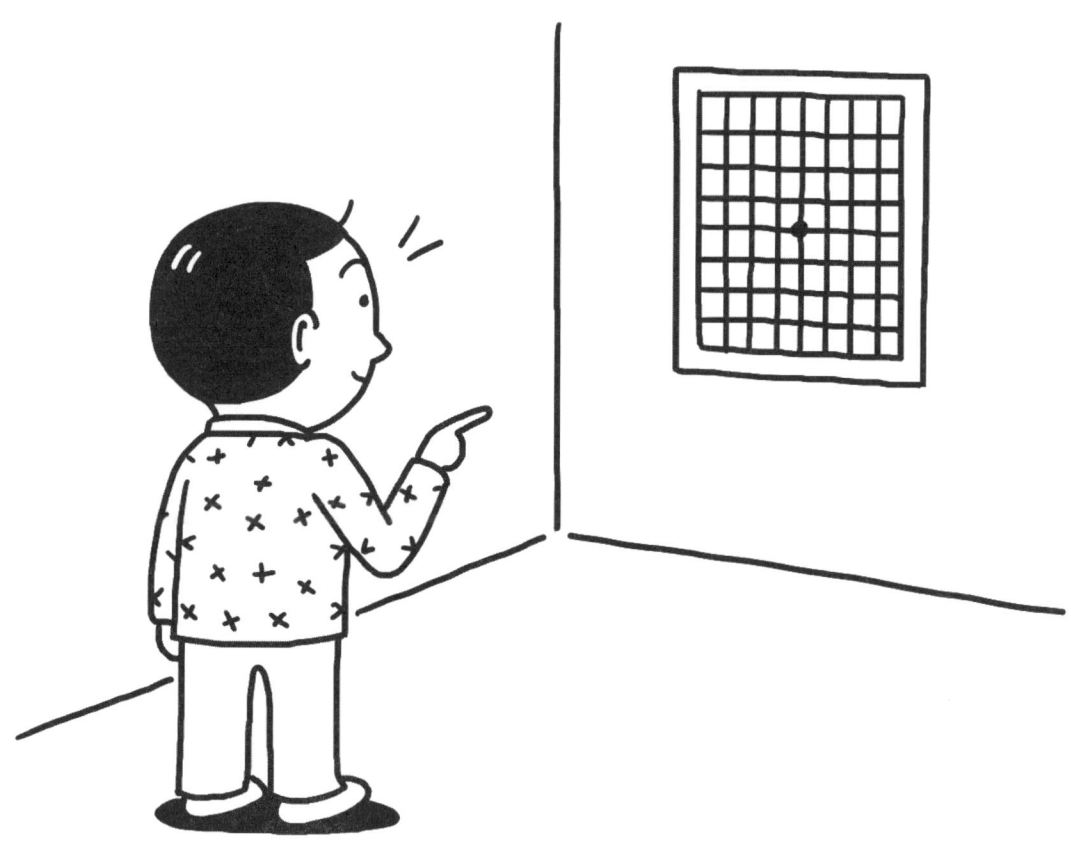

황반변성의 원인과 진행 과정이 궁금합니다.

왜 나이가 들면 황반이 변성되는 것일까요? 그 이유는 물론 망막이라는 신경층의 노화로 인한 변화인데, 망막의 노화에서 가장 핵심적인 부분은 세포 대사 후 배출되는 노폐물의 축적입니다. 망막에서 빛을 감지하기 위해서 필연적으로 발생하는 노폐물은 계속 제거되어야 합니다. 그러나 망막에 노화가 진행되면 노폐물의 제거가 원활하지 않게 되어 세포 안팎의 조직에 축적되며 세포가 살아가는 데 필요한 건강한 환경을 파괴하게 됩니다. 노화와 함께 망막에 발생하는 현상입니다.

황반 부위의 광수용체가 빛을 감지하기 위해서는 빛 에너지를 전기 에너지로 바꾸는 과정이 필요합니다. 이 과정에서 광수용체의 일부(disc)가 떨어져 나갑니다. 떨어져 나간 광수용체의 일부분은 지속적으로 분해되고, 주변 혈관으로 이동해 청소되어야 합니다. 청소 과정이 원활하게 유지되지 않으면 광수용체 세포 내부 혹은 외부 조직에 노폐물이 쌓입니다.

이런 과정에서 발생하는 노폐물 중 대표적인 것이 리포퓨신(lipofuscin)입니다. 리포퓨신은 미세한 황갈색의 색소를 의미하는데, 지방질을 함유한 세포 내

분해 물질입니다. 이는 눈뿐 아니라 간이나 신장·심장에서도 발견되며, 노화에 의한 이상 현상의 하나로 여겨지고 있습니다.

리포퓨신은 지방질을 많이 함유하고 있는 소수성(hydrophobic) 물질이어서 물을 밀어내는 성질이 있습니다. 망막의 신경세포가 살아가는 데 꼭 필요한 산소와 에너지원의 대부분은 물에 녹아서 전달되는데, 세포 주위에 축적된 노폐물이 물을 밀어내는 성질을 갖고 있다면 신경세포에 산소와 에너지원의 공급이 어려워집니다. 산소 부족은 세포가 살아가고 기능을 발휘하는 데 큰 위협이 되기 때문에 결국 황반 부위의 신경세포는 노폐물의 축적과 함께 산소와 에너지원의 부족으로 서서히 퇴화하게 됩니다.

황반 부위에 변성이 발생하는 또 다른 원인으로 자외선 등 단파장 광선에 의한 손상을 들 수 있습니다. 태양광선은 우리가 일생을 살면서 노출을 피할 수 없는 에너지원입니다. 망막은 태양광선 중 파장이 짧은 푸른색 광선이나 일부 자외선으로부터 지속적인 손상을 받습니다. 파장이 짧은 이들 단파장(short wave-length)의 광선은 망막에 직접적인 손상을 주거나 광화학 반응(photochemical reaction)을 유발하여 망막의 신경세포에 손상을 가져올 수 있습니다. 단파장 광선으로 인해 오랜 시간 축적된 이런 손상은 황반변성의 또 다른 위험 요인입니다.

태양광선 중에서 우리가 볼 수 있는 부분은 가시광선(visible light)이라는 영역입니다. 가시광선 중에서 파장이 긴 광선은 붉은색이고, 파장이 가장 짧은 광선은 푸른색을 띱니다. 붉은색 광선보다 파장이 길어서 우리가 볼 수 없는 영역을 적외선이라고 부릅니다.

파장이 긴 광선은 열을 발생시키지만 에너지가 작아서 직접적인 조직의 손상을 많이 유발하지 못합니다. 태양광선에서 우리가 볼 수 있는 푸른색 광선보다 더 파장이 짧은 영역을 자외선이라고 부르고, 파장이 짧은 광선은 높은 에너지를 지니고 있으며, 침투력이 커서 조직에 손상을 유발할 가능성이 높습니다. 따라서 자외선은 안구 내로 들어올 경우, 망막에 직접적인 손상을 줄 수 있습니다.

푸른색 광선 등 단파장 광선이 망막 조직에 손상을 줄 수 있는 방법으로는 크게 두 가지를 생각할 수 있습니다. 우선은 비교적 높은 에너지로 망막 조직에 직접적인 손상을 주는 경우입니다. 다른 한 가지는 광화학 반응에 의해서입니다. 광화학 반응은 단파장 광선 등 높은 에너지를 갖는 광선이 에너지 상태가 불안정한 물질을 자극해 발생하는 현상입니다. 자극을 받은 불안정한 에너지 상태의 물질들이 활성화되면 주변부에 산화 손상을 주게 됩니다. 망막에는 에너지 상태가 불안정한 물질이 많으며, 앞서 거론되었던 리포퓨신은 불안정한 에너지 상태의 대표적 물질입니다.

황반 부위의 망막 밑에 노폐물이 축적되는 현상은 노화에 따라 어느 정도 일어날 수 있는 현상입니다. 이는 현미경으로 보았을 때, 대부분의 고령자에게서 관찰할 수 있습니다. 그렇다면 노폐물이 어느 정도 이상 축적되었을 때 비정상으로 판단하고 황반변성으로 진단할 수 있을까요?

초기 연령관련황반변성의 진단 기준은 다음과 같습니다. 우선 환자의 나이가 50세 이상이어야 하며, 연성(soft, large) 드루젠(drusen)이 있는 경우입니다. 혹은 드루젠과 함께 색소 이상이 동반되는 경우입니다.

드루젠은 황반변성에서 관찰되는 특징적인 병변입니다. 이는 망막 밑에 축적된 노폐물의 양이 점점 많아져서 결국 안저 사진 상으로도 관찰되는 노폐물 덩어리가 나타나는 현상입니다. 노폐물의 주된 성분인 리포퓨신은 황갈색의 색소입니다. 그래서 노폐물이 많이 모여 생성되는 드루젠 역시 망막 밑에서 황갈색의 덩어리로 관찰됩니다. 여러 개의 작은 황갈색 덩어리로 관찰되기도 하고 서로 합쳐져 커다랗고 경계가 불명확한 연성 드루젠으로 관찰되기도 합니다.

일반적으로 드루젠의 크기가 클수록(직경 ≥ 63㎛) 심한 연령관련황반변성으로 발전할 가능성이 크며, 병변의 크기가 중심정맥의 두께 정도로 커진 경우에는, 말기 황반변성이 발생할 가능성이 크므로 주의해서 관찰해야 합니다. 종종 드루젠은 주변부에 색소 이상을 동반합니다. 드루젠 주변부에 검은색 색소가 침착된 경우를 드루젠과 동반된 과색소 이상이라고 부릅니다. 그에 반해 드루젠이 흡수되면서 드루젠이 있던 부위의 망막이 흐린 색으로 위축되는 경우도 있습니다. 이런 병변은 드루젠과 동반된 저색소 이상이라고 부릅니다. 이러한 과색소 이상과 저색소 이상 두 가지 모두 초기 황반변성의 모습이며, 50세 이상의 환자에게서 이런 병변이 관찰된다면 '초기 연령관련황반변성'으로 진단할 수 있습니다.

그러나 이 단계의 대부분 환자들은 자각 증상 없이 좋은 시력을 보입니다. 그러나 점차 질환이 진행할수록 드루젠은 많아지고, 말기 황반변성 단계까지 진행하면 시력에 심각한 손상이 나타날 수 있습니다.

황반변성 말기에는 어떤 증상이 있나요?

　말기 연령관련황반변성의 양상은 크게 두 가지로 나눌 수 있습니다. 지도형 위축과 맥락막신생혈관 증식입니다. 지도형 위축은 출혈이 발생하지 않는 상태이며, 건성 황반변성의 마지막 단계로 생각하고 있고, 맥락막신생혈관은 삼출액 누출 혹은 출혈을 동반하는 경우가 많으므로 습성 황반변성이라고 부릅니다.
　지도형 위축은 망막의 신경조직이 위축되면서 변성되는 말기 황반변성의 양상입니다. 망막의 위축되는 범위는 점차 증가되어 원형이나 타원형 혹은 서로 합쳐져서 흡사 지도 모양으로 진행되어 지도형 위축이라고 부릅니다. 위축된 부분은 경계가 명확하며 주변부의 정상적인 망막과 분명하게 구분됩니다. 점차 드루젠의 크기가 커지고 망막 밑의 노폐물이 축적되면, 망막은 산소와 영양분을 공급받기 어려워집니다. 망막의 신경세포는 살아남기 힘든 주변 환경에 적응하지 못하고 스스로 위축되며 사멸합니다.
　이러한 지도형 위축은 매년 조금씩 증가되는 양상을 보이는데, 다행히도 황반부의 가장 중심부는 보존되는 경우가 많습니다. 그래서 지도형 위축으로 진행하는 말기 황반변성 환자들은 오랜 시간이 지나도 최소한의 시력을 유지하는 경우가 대부분입니다.

반면에 맥락막신생혈관은 급격히 진행하는 말기 황반변성의 형태입니다. 어느 날 갑자기 발생하는 한쪽 눈의 시력 저하를 호소하면서 병원을 방문하는 경우가 대부분입니다. 이렇게 시력의 저하가 급격히 발생하는 이유는 황반부에 삼출액 누출 혹은 출혈이 발생했기 때문입니다. 삼출액이나 혈액 성분이 망막 신경층 내부나 신경층 밑에 고여 있게 되면 신경의 투명함을 유지하지 못해 신경세포를 파괴하며, 신경조직을 붓고 뒤틀리게 하여 시력 소실을 유발하는 것입니다.

맥락막신생혈관은 망막 아래에 위치한 맥락막에서 새로운 혈관이 증식하는 경우입니다. 맥락막신생혈관은 연령관련황반변성에서만 발생하는 현상은 아니며, 고도근시가 있는 눈이나 안 외상 등과 동반해 발생하기도 합니다. 그러나 맥락막신생혈관이 가장 흔하게 관찰되는 질환은 연령관련황반변성이며, 가장 치료하기 힘든 경과를 취하는 경우도 연령관련황반변성을 동반하는 경우입니다. 맥락막신생혈관은 대부분 황반부 망막 아래에서 발생하며, 언제든지 심각한 시력의 소실을 가져올 수 있습니다.

'신생혈관'은 두 가지 측면에서 해석할 수 있습니다.

첫째, 잘못된 위치에서 발생한 혈관이라는 의미로 혈관이 있어서는 안 되는 장소에 자라 들어왔다는 의미입니다. 혈관이 자라는 것을 막아주는 조직이 파괴되었다는 뜻이기도 합니다. 맥락막신생혈관의 경우, 혈관이 자라는 것을 막아주는 조직은 부르크막입니다. 이것은 망막 밑에 존재하는 막으로 외상이나 염증, 노화 등에 의해 파괴되곤 합니다. 따라서 외상이나 염증, 노화 등은 맥락막신생혈관의 원인이 됩니다.

둘째, 신생혈관의 또 다른 요소는 혈관생성촉진인자가 존재함을 의미합니다. 이는 말 그대로 혈관의 생성을 촉진하는 인자입니다. 혈관의 생성이 필요한 경우는 상처의 치유 등 새로운 조직이 자라나는 상황을 생각할 수 있습니다. 혹은 조직의 일부분에서 산소의 부족 현상이 발생한 경우입니다. 이때 산소가 부족한 조직에서 혈관생성촉진인자를 분비하여 새로운 혈관이 자라나오게 유도합니다. 대표적인 혈관생성촉진인자로는 혈관내피세포성장인자(VEGF)를 들 수 있는데, 조직에 산소가 부족할 때 새로운 혈관의 성장을 유도합니다. 혈관생성촉진인자는 맥락막신생혈관 발생의 주된 원인인데, 이것을 억제하면 신생혈관은 사라지게 되므로 혈관생성촉진인자의 억제를 치료의 주된 목표로 삼습니다.

임시로 성장한 새로운 혈관은 조직에 혈액을 공급하여 산소 부족을 해소하는 데 도움을 줄 수 있습니다. 그러나 아쉽게도 적절하지 못한 장소에서 발생한 새로운 혈관은 대부분 완전한 형태의 혈관 모양을 갖추지 못합니다. 그래서 이러한 신생혈관은 구조가 매우 약하기 때문에 쉽게 터져 출혈이 발생할 가능성이 높습니다.

예민한 망막에서 발생한 출혈은 신경층의 위축과 신경 기능의 감소를 유발합니다. 그래서 출혈이 발생한 망막은 그 부위의 시력을 소실하게 됩니다. 황반 부위의 망막에 출혈이 발생한다면 중심시력의 소실이 발생하고, 황반 부위 옆에서 출혈이 발생한다면 중심시력은 남아 있으나, 출혈이 생긴 부위에 암점(scotoma)이 발생합니다. 이러한 증상들이 앞에서도 소개한 중심암점과 변형시로 황반변성의 대표적인 초기 증상입니다. 이를 방치하면 황반부의 기능을 전부 소실하게 되어 중심시력을 모두 잃는 말기 증상으로 발전하게 됩니다.

암점과 변형시는 맥락막신생혈관에 의한 대표적 증상입니다. 암점은 시야에 안 보이는 부위가 발생한 것입니다. 다른 부위에 비해서 상대적으로 어둡게 보이거나 전혀 안 보이는 작은 부위가 존재하는 경우입니다. 이런 증상은 다른 눈을 가리고 한 눈으로 사물을 볼 때 발견할 수 있습니다. 두 눈으로 보았을 때는 정상적인 눈이 시력을 보상해주어, 황반변성이 있는 눈에서 발생한 작은 암점을 발견하지 못하는 경우가 많기 때문입니다.

변형시는 사물이 보이기는 하나 구부러져 보이고 찌그러져 보이는 경우를 말합니다. 직선이 휘어 보이는 경우도 변형시에 해당합니다. 변형시는 삼출액 저류나 맥락막신생혈관으로 인해 망막이 구부러져 있거나 당겨져서 위치가 변형되었기 때문에 발생하는 것입니다. 망막 밑에 액체가 고여 있어서 망막이 볼록하게 솟아 있으면 변형된 망막에서 느끼는 사물의 모양 역시 구부러지고 찌그러져 변형되어 보입니다.

암점과 마찬가지로, 이러한 변형시 역시 정상적인 눈을 가리고 단안으로 검사를 해야 발견하기 쉬우며, 양안으로 보는 일상생활에서는 발견하기 쉽지 않은 경우가 많습니다.

황반변성에도 종류가 있나요?

　황반의 변성에는 여러 가지 종류가 있습니다. 연령관련황반변성 이외에 유전적 원인으로 황반에 변성이 발생하는 질환들이 있습니다.

　황반이영양증(macular dystrophy)은 유전적인 원인에 의해 황반의 기능이 저하되는 드문 황반 질환들을 지칭하는 용어입니다. 연령관련황반변성과는 달리 유전적으로 결정된 시력 장애이며, 불행히도 황반이영양증에 대해서는 아직 예방할 방법이나 치료법이 없는 실정입니다. 황반이영양증 환자들은 비교적 어린 나이에 황반 기능의 이상이 발견되곤 합니다.

　유전적인 원인으로 황반에 변성이 발생하는 대표적인 질환으로 스타가르트병(Stargardt disease)을 들 수 있습니다. 이 질환은 ABCA4 유전자의 이상으로 발생하는데, 십대에 황반의 기능 이상이 시작되기도 합니다. 연령관련황반변성도 어느 정도 유전적 요인이 관련된 것으로 생각되지만, 황반이영양증만큼 유전적 요인이 강하지는 않습니다. 연령관련황반변성의 원인으로 흡연이나 자외선 등 환경적 위험인자가 밝혀지고 있으며, 이러한 후천적 요인이 질환의 발생에 영향을 주는 것으로 여겨집니다.

근시성 황반변성(myopic macular degeneration)도 있는데, 대개 8디옵터(diopter) 이상의 고도근시에서 발생합니다. 근시는 외부의 이미지가 망막에 정확히 맺히지 않고, 상대적으로 망막 앞에 초점이 맺히는 경우입니다. 안구의 크기에 비해 굴절력이 너무 크거나, 굴절력에 비해 안구의 크기가 너무 클 때 발생합니다. 안구의 크기가 큰 근시 환자들은 망막이 얇고 약해지기 쉽습니다. 망막이 점점 얇아지다가 결국 찢어져 구멍이 생기는 등의 이상이 발생할 수 있으며, 황반 부위도 망막 조직이 얇아지면서 나쁜 혈관(신생혈관)이 자라 올라오거나 변성이 발생할 수 있습니다. 이렇게 고도근시로 인해 황반부가 변성되는 질환을 근시성 황반변성이라 부릅니다.

근시성 황반변성 환자의 안구 사진을 보면, 풍선처럼 부풀려진 안구 벽에 비해서 황반부에 검거나 하얀 반점들이 여러 개 보입니다. 이 반점들은 황반의 신경층이 소실되고 퇴화되는 부분이며, 신경층이 소실된 부분에 해당하는 부위는 시기능이 사라지게 됩니다. 퇴화된 부위가 점점 진행하여 마침내 황반부 전체를 침범하게 된다면 시력이 크게 떨어질 것입니다.

그러나 황반이 변성되는 대표적 원인은 역시 '노화'입니다. 앞서 다루었듯이 노화에 의한 황반변성은 연령관련황반변성, 나이관련황반변성, 노인성/노년성 황반변성(age-related macular degeneration, AMD, ARMD) 등으로 부릅니다.

우리에게 익숙한 '노화'라는 말은 많은 의미를 포함합니다. 아쉽게도, 나이가 들면서 혈관은 영양분과 산소를 망막 신경층에 예전만큼 잘 전달하지 못하고, 신경층에 쌓여 있는 노폐물을 운반해 나가지 못하게 됩니다. 빛을 느끼는 신경세포와 주변 신경조직 세포들은 예전처럼 예민하게 재생하지 못하여 손상된 부분을 잘 복구하지 못하게 됩니다. 또한 조직의 탄력성과 유연성이 감소해 작은 자극에도 쉽게 손상되곤 합니다. 오랜 시간 축적된 빛에 의한 손상도 망막의 손상을 가중시킬 수 있습니다. 이러한 노화의 결과물이 모여 황반의 변성이 조금씩 진행됩니다.

그러나 모든 사람에게 노화에 의한 황반부 변성이 발생하는 것은 아닙니다. 일부 사람에게서 유전적 원인인 가족력, 흡연 습관, 그리고 빛에 의한 손상에 노화가 불러온 손상들이 더해져 황반부에 변성을 유발할 수 있습니다.

각종 손상이 천천히 지속적으로 축적되면 황반은 계속 조금씩 변성되어 갑니다. 황반변성은 유전적인 요인으로 인해 일정한 나이가 되면 여지없이 황반 부위가 퇴화하는 황반이영양증과는 달리 천천히 진행하여 5~10년이 지나도록 황반 부위의 일부에는 시기능이 남아 있는 경우가 많습니다. 또한 여러 외부 요인에 의해 영향을 받으면서 천천히 진행하므로 외부에서 오는 부정적 요인을 차단한다면 병의 경과를 늦출 수 있을 것입니다.

대부분의 황반변성이 천천히 진행되지만 일부는 갑자기 악화되어 시력이 즉각 손상되는 경우도 있습니다. 맥락막신생혈관(choroidal neovascularization)이라는 합병증이 발생하는 경우가 이에 해당합니다. 이런 황반변성을 '습성 연령관련황반변성'이라고 부릅니다.

습성 연령관련황반변성은 망막 아래에 삼출액이라는 액체가 누출되어 망막하액(subretinal fluid)을 형성할 수 있고, 크고 작은 출혈을 동반하기도 합니다. 미세하고 얇은 황반 부위에 갑자기 발생한 출혈은 황반의 기능을 저하시킵니다. 그러므로 맥락막신생혈관은 황반변성의 가장 심각한 합병증이며, 황반변성에 의한 실명(失明)의 대부분을 차지하는 가장 나쁜 형태의 연령관련황반변성입니다.

PART 5
망막 질환과 노안에 대한 궁금증

실명 인구 100만 시대
당신의 눈은 안녕하십니까?

황반변성과 노안은 어떻게 다릅니까?

　노안은 노화에 의해 눈의 조절력이 낮아져 가까운 것에 초점을 맞추지 못해 생기는 현상으로, 대략 40대 전후에 찾아옵니다. 눈에는 먼 곳과 가까운 곳을 볼 때 각각 보고자 하는 사물을 정확히 보기 위하여, 카메라의 렌즈와 같이 자동으로 초점을 맞춰주는 기능이 있습니다. 가까운 물체를 볼 때는 수정체가 두꺼워지고, 멀리 떨어진 물체를 볼 때에는 수정체가 얇아집니다. 이러한 기능은 눈 속의 수정체와 그 주변 조직에 의해 이루어지는데, 이곳에 노화가 시작되면 거리에 따른 조절력이 감소해 가까운 곳의 초점을 맞추기가 어려워집니다.

　노안이 오면 누구나 처음에는 당황하지만 곧 적응합니다. 아무도 노안이 왔다고 해서 곧 실명을 염려하지는 않습니다. 불편함이 심해지면 가까운 글씨를 볼 때 돋보기를 사용해 노안을 교정합니다. 노안은 사용하지 않던 돋보기를 갑자기 착용해야 한다는 사실이 좀 부담스러워질 수 있지만, 돋보기 등의 도움으로 근거리 시력 교정이 잘 되어 글씨가 잘 보일 경우에는 당장 실명의 공포를 느끼실 필요가 없습니다. 하지만 안경이나 돋보기로 시력 교정이 되지 않는다면 노안 이외의 다른 안과 질환이 있을 수 있기 때문에 병원 진료가 필요합니다.

먼 곳이 잘 안 보이는 근시와 황반변성이 관계가 있나요?

　심한 근시를 '고도근시'라 부릅니다. 변성근시 또는 병적 근시는 고도근시를 가진 사람들 중 황반에 비정상적인 퇴행성 변화를 보이는 경우를 구분해 일컫는 말입니다.

　병적 근시가 생기면 망막이 얇아지면서 망막의 바깥쪽에 위치한 색소상피라는 부분의 기능이 감소해 망막 아래의 맥락막이라는 혈관층이 얇아지게 됩니다. 색소상피와 맥락막의 심한 위축은 시력을 감소시키기도 하고, 연령관련황반변성과 같이 맥락막신생혈관이 증식하기도 합니다. 병적 근시에 의한 맥락막신생혈관은 습성 황반변성과 비슷한 증상인 변시증 또는 중심암점 등을 유발하며, 안구 내 항체주사치료가 필요한 경우가 많습니다. 그러나 연령관련황반변성 환자에 비해 주사치료 횟수는 더 적은 편입니다.

황반변성과 백내장은 어떻게 다릅니까?

　백내장은 눈 속 렌즈인 수정체가 점점 혼탁해지는 질환으로, 의료 기술이 발달하기 이전까지는 실명의 가장 큰 원인이었고, 지금도 저개발 국가와 개발도상국의 실명 원인 중 가장 흔한 질환으로 자리 잡고 있습니다. 우리나라도 과거에는 백내장이 너무 심해져 합병증을 유발하고 시력 저하뿐 아니라 통증과 염증을 유발하기도 했으며, 단순히 백내장 수술만으로 해결하기 어려울 정도로 병이 진행된 뒤에 병원을 찾는 분들이 적지 않았습니다.

　그러나 경제가 발전하고 의료 여건이 개선되면서 좋은 시력에 대한 사람들의 욕구가 점차 늘어나 비교적 이른 시기에 백내장 수술을 받는 일이 늘었고, 백내장 수술 기법의 발전과 수술이 가능 의사 수의 증가로 이제 백내장 때문에 실명에 이를 정도로 악화되는 일은 흔치 않은 상황이 되었습니다. 평균수명이 늘고 노인 인구가 증가함에 따라 백내장 유병률이 과거보다 증가하였으나, 현재 우리나라에서 노화와 관련해 실명하게 되는 가장 큰 원인은 다른 질환에 있습니다.

　노화는 망막에도 찾아오는데, 문제는 이 망막이라는 조직이 신경 조직이다 보니 인공 보조물 대체가 어렵고, 재생되지 않는 매우 복잡한 조직이라는 것입니다. 불과 20여 년 전만 하더라도 연령관련황반변성에 대해 치료법이 없었지만, 그나마 의료기술 발전 및 안구 내 주사치료제의 발달로 연령관련황반변성 치료를 시행하고 있습니다.

 하지만 질병이 완치되거나 시력이 완전히 회복되는 치료법은 아닙니다. 아직 연령관련황반변성은 완전히 진행을 멈추게 하거나 시력을 회복시킬 수 있는 치료법이 없기 때문에 여전히 백내장보다 시력 예후가 훨씬 좋지 않은 안과 질환입니다.

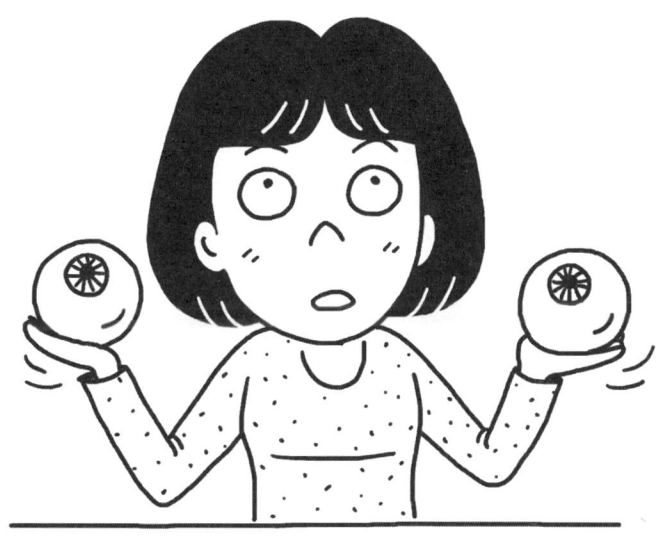

황반변성은 황반의 노화로 시작되나요?

 망막은 눈에서 매우 핵심적인 신경조직입니다. 망막은 뇌신경과 직접 연결된 신경계의 일부이며, 빛을 전기신호로 바꾸는 특별한 기능을 하는 감각기관의 가장 핵심 조직인 셈입니다. 황반은 망막의 가장 중심 부분으로 시력 유지에 가장 중요한 역할을 합니다.
 황반의 여러 부위 중 가장 중요한 곳은 빛을 받아들이는 일을 하는 부위(광수용체와 광수용체 세포층)입니다. 주된 기능은 빛을 받아들여 전기신호로 바꾸는 것인데, 빛을 전기신호로 바꾸기 위해서는 끊임없는 화학작용이 필요하며, 이를 통해 비로소 빛이 전기신호로 바뀌어 다른 부위로 전달될 수 있는 형태가 됩니다.
 그런데 이런 화학작용을 담당하는 광수용체들은 손상에 약하기도 하고, 많은 양의 영양분을 필요로 합니다. 또한 노화된 광수용체는 끊임없이 제거되고 새로 만들어져야 합니다. 이 핵심 부위는 상대적으로 손상에 약하고 끊임없이 재생되고 소멸되며, 기능을 유지하기 위해 많은 양의 에너지를 필요로 합니다. 실제로 광수용체층은 전체 망막에 공급되는 산소의 3분의 2를 소모한다고 알려져 있습니다. 많은 영양분을 쓰는 만큼 많은 노폐물이 발생하기도 합니다. 이 노폐물의 처리도 영양분이 들어온 같은 경로를 통하여 활발히 배출됩니다.

  결국 빛을 전기신호로 변환하는 광수용체가 존재하는 황반의 아래쪽은 망막의 가장 핵심적인 부분입니다. 또 가장 안전하게 영양분이 공급되어야 하고, 노폐물의 처리가 용이하게 유지되어야 합니다. 그러나 나이가 들면서 이 과정이 원활하지 않으면 변성이 생길 수 있습니다. 황반이 빛 자극을 가장 많이 받는 부위라는 점, 가장 일을 많이 하는 광수용체들이 모여 있는 부위라는 점, 그리고 이를 위해 필요한 에너지 공급량과 노폐물 배출량이 많다는 점 등은 황반이 특히 노화에 따른 조직 변화에 더 취약한 이유가 됩니다.

  노화에 의한 조직의 구조적 변화는 황반에 집중된 광수용체들의 영양공급과 노폐물 배출을 어렵게 만들고, 이로 인하여 결국 황반의 노화를 가속시킵니다. 이러한 구조적 변화가 노화와 더불어 찾아오는 시력 상실의 주원인인 연령관련 황반변성의 시작인 것입니다.

'망막앞막'이라는 황반 질환이 궁금합니다.

황반부에 발생하는 질환으로 망막앞막(epiretinal membrane, ERM)이라는 병이 있습니다. 단어 그대로 망막 앞에 얇은 막이 끼는 질병으로, '망막전막'이라고도 부릅니다. 하지만 망막앞막은 연령관련황반변성과 전혀 다른 질환입니다. 황반변성을 걱정하며 찾아오는 환자들 중 실제로는 망막앞막 때문에 증상이 생긴 경우도 많아 진단을 통한 감별이 필요합니다. 망막앞막은 여러 가지 원인으로 인해 망막의 안쪽 표면에 반투명한 막 조직이 형성되는 것을 말합니다. 황반변성이 망막의 바깥층, 즉 망막 아래에서부터 생기는 것에 비해 망막앞막은 망막의 안쪽 층, 즉 망막 표면에 생긴다는 큰 차이점이 있습니다.

망막앞막은 전신질환이나 안구 질환으로 인해 이차적으로 발생하기도 하지만, 대부분은 나이가 들면서 노화로 인해 저절로 망막앞막이 발생하는 경우가 가장 많습니다. 따라서 망막앞막이 일부 발견된다고 하더라도 시력이 양호하다면 수술로 제거할 필요가 없습니다. 하지만 망막앞막이 심해지면 시력을 떨어뜨리거나 상을 왜곡시켜 변시증 증세가 나타날 수도 있습니다. 일상에 지장을 줄 정도의 시력 저하 또는 변시증이 동반된다면 수술을 고려할 수 있겠습니다.

가족이 황반변성으로 판정받았다면 다른 가족들도 검진을 받아보는 것이 좋을까요?

황반변성이 유전되는 것인지 궁금해하는 분들이 많습니다. 연령관련황반변성에 유전적 소인이 있기는 합니다. 이미 발생과 진행에 관여하는 몇 가지 유전자들이 밝혀져 있습니다.

하지만 너무 두려워할 필요는 없습니다. 황반변성에 유전이 관여하는 것은 사실이지만, 환경적인 위험요인들이 더 중요하게 작용합니다. 따라서 직계 가족들에게도 안과 검진을 권유하고, 조기에 황반변성을 진단하여 빨리 관리를 시작하는 것이 늦게 발견하는 것보다는 관리와 치료에 당연히 유리합니다.

유전자가 관련돼 있지만 유전자 검사를 항상 권하지는 않고 있는데, 이는 발병을 완전히 예방할 수 있는 방법은 아직 없기 때문에 굳이 비싼 유전자 검사를 받아볼 필요가 없다고 판단하기 때문입니다. 현재 황반변성에 관여하는 여러 유전자와 치료 반응에 대한 상관관계 연구가 진행 중이므로, 유전자 검사가 환자들에게 실질적인 도움이 되는 때가 올 수 있기를 기대해 봅니다.

가족들은 멀쩡한데 왜 나만 걸렸을까요?
황반변성도 유전이 되나요?

　연령관련황반변성과 관련한 '유전자 이상'에 대해서는 현재 많은 연구가 이루어지고 있습니다. 망막이나 망막의 바깥쪽에 위치한 혈관층(맥락막)의 기능과 관련된 효소의 유전적 이상에 의해 발생하는 것으로 생각되는데, 일반적인 황반변성과 비슷하면서도 다소 다른 임상양상 및 진행 경과를 보입니다.

　한국인에게서 발견되는 흔한 유전자로는 LOC387715와 HTRA1이 있습니다. 이들 유전자의 변이가 있는 경우, 연령관련황반변성의 위험이 정상인에 비해 각각 3.8배와 4.03배인 것으로 나타났습니다. 이 두 변이가 같이 있는 경우의 연령관련황반변성의 위험도는 하나만 있는 경우보다 더 증가하고, 특히 흡연과 같은 환경적 요인이 동반될 때 그 위험도가 더욱 증가하는 것으로 알려져 있습니다.

　한국인들에게서 위의 유전자 변이와 후기 황반변성은 관련이 없다는 연구 결과도 있으나 아직 결론을 내리기는 힘든 실정입니다. 그러므로 가족력이나 유전자 이상 여부에 집중하기보다는 일상에서도 개선이 가능한 황반변성 발병 위험인자들에 대해 관심을 가지는 것이 더 좋다고 하겠습니다.

최근 모든 의료 분야에서 유전의 역할에 대한 연구가 활발히 진행되고 있습니다. 심지어 유전자 역학(genetic epidemiology)이라는 용어까지 생겨나고 있습니다. 특히 연령관련황반변성은 유전 연구를 하기에 적당한 질환입니다. 왜냐하면 제법 흔한 질환이면서 주로 성인기를 지난 이후에 발현되며, 자손 번식에 영향을 주지 않는 질병이기 때문입니다.

그러나 나이가 들었다고 무조건 다 생기는 병은 아니고, 더욱이 특별한 안과 관련 가족력이 없거나, 반대로 황반변성의 가족력이 있더라도 본인은 괜찮은 경우도 흔하기 때문에 어떤 유전자가 관여하는지, 또 어떤 형태로 발현되는지는 아직 딱 잘라 말할 수 없습니다.

특히 한국인의 연령관련황반변성 관련 유전자 연구는 아직 연구할 부분이 많기 때문에, 현재로서는 우리가 개선할 수 있는 연령관련황반변성의 위험인자를 파악하고 예방하는 것이 좋다고 생각합니다.

중심장액맥락망막병증이라는 것은 어떤 질병인가요?

　황반에 발생하는 질환 중 비교적 젊은 나이에 생기는 질환으로 중심장액맥락망막병증(central serous chorioretinopathy, CSC)이 있습니다. 남자 환자에서 좀 더 많고, 30~50대에 자주 발생합니다. 그러나 50대 이상에서도 가끔 볼 수 있습니다.

　중심장액맥락망막병증은 망막 중심부에 물이 차는 질환으로 대부분 저절로 자연 호전되며, 연령관련황반변성과는 감별이 필요한 질환입니다. 스트레스와 연관이 있는 것으로 알려져 있으며, 망막 바깥쪽에 위치한 맥락막 혈관층이 두꺼운 사람에게서 더 흔하게 발생한다고 할 수 있습니다.

　대부분 치료가 필요 없으나 만성화 될 경우에는 약물 치료를 시행하며, 이차적으로 맥락막신생혈관이 동반될 경우에는 안구내 항체주사치료를 시행하기도 합니다.

41 망막정맥폐쇄증은 어떤 질병인가요?

　50세 이상의 성인에게서 망막 정맥이 막히면서 황반을 비롯한 망막에 다발성 출혈이 발생하는 질환입니다. 고혈압이나 당뇨병 같은 전신적 혈관질환 과거력이 있을 경우, 망막정맥폐쇄(retinal vein occlusion, RVO)가 자주 동반됩니다. 흔히 '눈 중풍'이라 불리는데, 시야의 위쪽 또는 아래쪽 절반이 뿌옇게 보일 수 있습니다. 황반변성은 망막의 바깥층에 주로 발생하는 퇴행성 질환인데 비해 망막혈관이 막혀서 발생하는 망막정맥폐쇄는 망막의 안쪽 층에 발생하는 혈관 장애입니다.
　망막정맥폐쇄증으로 인해 망막혈관이 손상받게 되면 혈관에서 망막층 내부로 삼출액 누출이 다량 발생하며, 황반부가 붓게 됩니다. 이를 망막정맥폐쇄증으로 인한 황반부종(macular edema, ME)이라고 부르며, 황반부종이 동반되면 환자에게는 시력 저하와 함께 사물이 왜곡되어 보이는 변시증 증상이 나타납니다. 황반부종이 동반된 망막정맥폐쇄증의 경우, 연령관련황반변성에서 사용하는 안구 내 주사치료를 시행할 수 있습니다.

노안 수술은 안심하고 받아도 될 만큼 안전한가요?

노안은 조절력의 감소로 가까운 글씨가 선명하게 보이지 않는 증상입니다. 기본적으로 노안 수술은 2가지로 나눌 수 있습니다. 각막을 교정하는 수술과 수정체를 교체하는 수술입니다.

각막 교정 수술은 라식처럼 엑시머 레이저를 이용해 먼 곳과 가까운 곳을 다 잘 볼 수 있도록 각막을 깎는 방법입니다. 수정체 교체술은 조절 기능이 감퇴된 수정체를 제거하고 다초점 기능을 가진 인공수정체를 삽입하는 수술입니다.

두 가지 모두 안전한 수술이지만, 수술의 기본적인 합병증인 감염, 출혈 등의 문제는 발생할 수 있습니다. 수술 후 발생할 수 있는 안구건조증, 빛 번짐 등의 불편감도 생길 수 있으므로 전문의와 상담 후 신중하게 결정해야 합니다.

사물이 굴곡져 보이는 증상은 원인이 무엇입니까?

　사물이 굴곡져 보인다면 황반에 이상이 생겼을 가능성이 높습니다. 황반에 이상이 생겨 망막에 물이나 피, 노폐물이 차면 사물이 굴곡져 보일 수 있습니다. 이를 황반변성이라고 합니다.
　그 밖에 황반에 구조적 변화를 일으키는 망막전막, 황반원공, 중심장액맥락망막병증 등으로 인해 사물이 휘어져 보일 수도 있습니다.
　어떤 경우라도 황반부의 정밀검사를 통한 정확한 진단이 무엇보다 중요하며, 질환에 따라 치료 방향을 결정하게 되므로 안과 전문의와 먼저 상담을 진행하는 것이 필요합니다.

노안용 돋보기 안경은 도수별 기성품을 써도 눈에 해롭지 않나요?

　돋보기는 그야말로 근거리 주시를 위한 보조기기입니다. 기성품의 돋보기를 착용한다고 해서 눈에 해롭지는 않습니다. 기성품 돋보기를 사용한다고 해서 시력이 떨어지거나 눈에 어떠한 병을 유발하지는 않습니다.

　그러나 본인 눈에 맞지 않는 기성품 돋보기를 사용할 경우, 눈에 피로감이 빨리 오거나 흐리게 보이는 증상이 나타날 수는 있습니다. 그리고 복시 증상 혹은 어지러움 증상도 발생할 수 있기 때문에 되도록 본인 눈에 맞는 돋보기 착용이 필요합니다. 안과에서 정밀한 굴절교정검사 시행 후 안경을 처방받아 사용하시는 것이 눈 건강에 도움이 될 것입니다.

PART 6

황반변성의 위험인자와 예방법

실명 인구 100만 시대
당신의 눈은 안녕하십니까?

황반변성의 치료 시기를 어떻게 잡아야 할까요?

　노인성 황반변성 또는 연령관련황반변성이라는 용어 자체에서도 알 수 있듯이, 이 질병의 주 발병 연령은 50~55세 이상입니다. 물론 그보다 더 젊은 사람들에게서도 연령관련황반변성 소견이 나타날 수는 있지만, 나이가 많을수록 발병 확률도 급격히 올라가게 됩니다.

　우리나라에서 발표된 한 연구에 의하면 연령과 성별을 보정한 초기와 후기 연령관련황반변성의 유병률은 각각 약 5%와 0.3%이며, 나이가 10살 늘어날 때마다 말기 연령관련황반변성이 생길 확률은 약 3.6배씩 증가합니다.

　연령관련황반변성은 크게 건성과 습성으로 나누는데, 습성 연령관련황반변성은 진단 즉시 치료가 필요합니다. 최근에는 안구 내 항체주사의 등장으로 초기부터 열심히 치료한다면 시력을 어느 정도 유지할 수 있습니다. 따라서 50세 이상이 되면 1년에 한 번 정기적인 망막 검사가 필요하고, 증상이 있다면 망막 검사를 꼭 받아야 합니다.

46
남녀 성별에 따른 황반변성 발병률에 차이가 있나요?

　원칙적으로는 성별에 따른 차이는 없다고 보시면 됩니다. 하지만 후천적 요인에서 다른 결과가 나타날 수 있습니다.
　몇몇 연구에서 초기 연령관련황반변성은 성별에 따른 차이가 별로 없다고 보고되었습니다. 하지만 2015년 우리나라 국민 대상으로 황반변성 발생률과 유병률을 조사한 결과, 남성이 여성보다 2배 이상 많이 발생한다고 보고되었습니다.
　황반변성을 일으키는 원인은 여러 가지지만, 유전적인 요소와 함께 남자들이 흡연 등의 여러 환경적 위험인자들에 노출되는 일이 많기 때문에 나온 결과일 수도 있다고 보고 있습니다.

당뇨, 고혈압, 고지혈증이 있는데 황반변성과 관련이 있을까요?

대표적인 전신질환인 당뇨와 고혈압이 망막, 그 중에서도 황반에 국한된 황반변성과 어떤 연관이 있을까 하는 의문이 들 수 있지만, 실제 이 두 전신질환과 황반변성의 연관성을 연구한 논문들은 많습니다. 왜냐하면 이 두 가지 전신질환의 병리 기전들로 알려진 혈관들의 동맥경화성 변화, 활성화 산소의 역할 등이 연령관련황반변성의 발생에도 영향을 준다고 알려져 있기 때문입니다. 특히 한국인에게는 고혈압이 황반변성의 위험인자라는 연구 결과도 있습니다.

황반변성의 병리 기전을 이론적으로 살펴보면, 고지혈증의 치료가 긍정적 효과로 이어질 것을 예상할 수 있습니다. 황반에 리포퓨신이 침착되면 황반변성의 첫 기전이 되기 때문에, 리포퓨신의 주성분인 지질들의 농도가 낮아지거나 대사가 원활해진다면 황반변성에도 도움이 될 것입니다. 고지혈증 치료는 또 간접적으로 동맥경화성 변화를 억제합니다. 항염증·항산화 효과 등으로 황반변성의 병리 기전을 억제하는 데도 도움이 될 수 있습니다. 다만 고지혈증과 황반변성의 상관관계는 연구마다 상이한 결과가 보고되고 있고, 소규모 혹은 단기간의 관찰 연구가 대부분이기 때문에 추가적인 연구가 필요하다고 생각합니다.

48
아스피린 계열의 약을 먹는데, 황반변성 치료 시에는 끊어야 할까요?

심혈관이나 뇌혈관 질환의 예방을 위해 낮은 용량의 아스피린을 복용하는 분들이 많습니다. 연령관련황반변성으로 치료받고 있는 환자 중에서 아스피린의 사용이 도움이 되는지, 오히려 출혈 경향 때문에 위험한 것은 아닌지 문의하시는 분들도 많습니다.

한마디로 요약하자면, 아스피린을 안 먹던 사람이 일부러 복용을 시작할 필요는 없으며, 반대로 먹던 사람도 일부러 끊을 필요가 없습니다. 왜냐하면 아스피린의 사용이 황반변성에 도움이 된다는 연구 결과와 나쁘다는 결과가 모두 다 있으나, 많은 경우에 연구의 방법론에 문제가 있거나 연구 결과에 통계적으로 의미 있는 차이는 발견되지 않기 때문입니다.

이 모든 연구 결과들의 결론은 하나입니다. 아스피린의 사용이 심혈관과 뇌혈관 질환에 도움이 되는 것은 확실하므로 원래 아스피린을 복용하던 분들이 황반변성 때문에 중지할 필요는 없다는 것입니다.

심혈관 및 뇌혈관 질환은 황반변성과 어떤 연관이 있나요?

심혈관 질환이나 뇌혈관 질환이 있으면 연령관련황반변성이 생길 위험이 증가하는가, 아니면 반대로 황반변성이 있는 사람들에게 이런 질환들이 생길 확률이 높은가에 대해 많은 연구가 있습니다. 여기서 재미있는 사실은, 황반의 발생이나 해부학적 위치가 뇌혈관과 가깝기에 연관성이 더 있지 않을까 예상되었지만 실제 연구들은 뇌혈관 질환보다는 오히려 심혈관 질환과의 연관성이 더 강하게 나타난다는 사실입니다.

물론 여기에는 두 질환이 공통적으로 지니고 있는 위험인자들(나이, 고혈압, 흡연 등)에 의한 혼동 효과가 있겠지만, 그럼에도 불구하고 이 두 질환은 연관성이 높습니다. 한 연구에서 초기 연령관련황반변성 환자들을 5년 이상 추적 관찰한 결과, 심혈관 질환이 생길 확률이 황반변성이 없는 사람들과 비교해 약 1.5배 증가했다고 합니다. 하지만 반대의 연구 결과들도 있으니 모든 황반변성 환자들이 불안하게 생각할 필요는 없으나, 두 질환이 공통적으로 지니는 위험인자들을 지닌 사람이라면 위험인자를 줄이기 위한 노력이 필요하며, 심장질환에 대한 검사도 소홀히 하지 않도록 해야겠습니다.

50
음주와 흡연이 황반변성에 미치는 영향은 무엇입니까?

아직 음주가 황반변성에 영향을 준다는 명확한 연구 결과는 없습니다. 그렇다고 무관하다고 판단할 수도 없습니다. 술은 신체의 동맥경화성 변화를 악화시킬 수 있으니 간접적으로 연령관련황반변성의 발생에 영향을 준다고 생각해야 할 것입니다. 흡연도 사람 몸에 생길 수 있는 모든 질환에 위험인자로 작용한다고 해도 과언이 아닙니다. 눈에 좋다는 약들은 열심히 복용하면서 담배를 피우는 분들은 금연을 권유해도 못 끊는 중독 상태인 경우가 많습니다.

황반변성 환자들은 비싼 영양제 한 알 복용하는 것보다 담배 한 개비 안 피우는 것이 훨씬 낫다고 할 정도로 의사들은 금연을 추천합니다. 흡연은 다른 여러 위험인자들과 동반 상승작용을 나타내 말기 연령관련황반변성으로의 진행 위험도를 더욱 증가시키므로 금연의 실천은 아주 중요합니다.

흡연이 습성 황반변성의 치료 반응에 나쁜 영향을 미친다는 연구 결과도 있습니다. 그러므로 최대한 빨리 금연을 결단하는 것이 좋습니다. 이미 연령관련황반변성이 심하게 진행한 경우라도 포기하지 말고 금연하는 것이 치료에 큰 도움이 될 것입니다.

백내장 등 기타 다른 안과 질환과 황반변성은 어떤 연관이 있나요?

백내장은 안과에서 가장 흔한 질환의 하나로, 백내장 수술은 안과는 물론 모든 수술 중에서도 가장 많이 시행되는 수술 중 하나입니다. 현재까지 안과 의사들 사이에서 논란이 되고 있는 것이 백내장 수술과 연령관련황반변성과의 관계입니다.

여러 연구들에서 백내장 수술 후 삼출성(습성) 황반변성의 악화가 통계적으로 유의미하게 증가했다는 결과들이 발표되었는데, 이에 대한 해석은 안과 의사들 사이에서도 분분한 상황입니다.

이 결과에 반대하는 의사들은 백내장 수술이 직접적으로 삼출성 황반변성을 악화시키기보다는 다른 위험인자들의 작용이라고 생각합니다. 당연히 백내장 수술을 받는 분들이 상대적으로 나이도 많고, 다른 위험인자들(흡연, 심혈관 질환 등)도 예전부터 함께 있었을 확률도 높으며, 무엇보다 백내장이 심해서 수술을 받은 사람들이니, 처음부터 연령관련황반변성이 얼마만큼 심했는지 확실치 않은 상황에서 연구를 진행했다는 것입니다.

그러므로 이 결과들을 액면 그대로 받아들이기는 무리가 있습니다. 그러나 백내장 수술 후 삼출성 황반변성 악화 위험이 증가한다는 데 찬성하는 의사들의 주장 또한 만만치 않습니다.

그 근거로, 백내장 수술 후 안구 내 염증의 증가, 백내장 수술 후 자외선이나 청색광에 의한 황반 손상 등을 들고 있습니다. 모든 결과를 종합해 볼 때, 황반변성이 악화될까 두려워 백내장이 심한데도 그냥 두는 것보다는 백내장 수술에 대해 담당 의사와 충분히 상의한 뒤에 결정하고, 이미 백내장 수술을 받은 경우에는 자외선 차단에 각별히 신경을 쓰면서 망막 검사를 더 자주 받는 것이 가장 안전하다고 생각합니다.

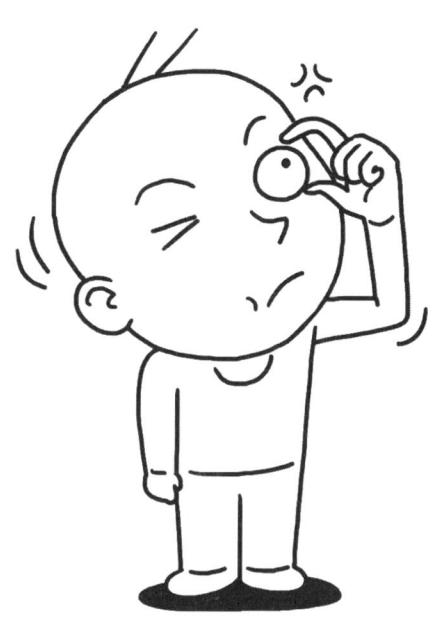

황반변성을 자가 진단할 때 주의할 점은 무엇입니까?

인터넷과 사회관계망서비스(SNS) 같은 소통 기술의 발달로 현대인들은 지식의 쓰나미라고 해도 과언이 아닐 정도로 다양한 의료 정보들에 노출되어 있습니다. 쉽게 필요한 정보를 얻을 수 있다는 장점도 있지만 그 수가 너무 많다 보니 실제로 나에게 해당되는 정보인지, 또 신뢰할 수 있는 내용들인지를 가려내는 일도 어렵게 되었습니다.

연령관련황반변성도 예외가 아니라서 수없이 많은 정보들이 떠돌고 있지만 과연 그 내용들이 신뢰할 만한지, 나에게 적용해도 되는 것인지 판단하는 데는 주의가 필요합니다.

대표적인 예로 눈 건강에 좋다고 알려진 '루테인'에 대한 설명이 있습니다. 루테인을 많이 섭취하면 그렇지 않은 사람들에 비해 말기 황반변성의 발생률이 낮았다는 보고들이 있습니다. 그러나 여기서 한 가지 유의할 점은, 과연 연령관련황반변성의 소견이 전혀 없는 사람들도 루테인을 먹으면 황반변성의 예방 효과가 있는가 하는 것입니다.

사실 이 질문에 대한 답은 의사들도 정확히 모릅니다. 현재까지 나온 대부분의 연구 결과들이 연령관련황반변성이 생길 수 있는 고위험군, 즉 심한 황반변성이 한쪽 눈이나 양쪽 눈에 발병한 경우만을 대상으로 했다는 점을 염두에 두어야 합니다. 오히려 일부 성분들은 경우에 따라 고용량의 장기간 섭취가 나쁜 영향을 줄 수도 있음을 알아야 합니다.

또한 고용량 베타카로틴의 섭취가 흡연자들에게는 오히려 폐암의 위험성을 높인다는 보고도 있습니다. 위장 장애, 갑상선 기능 이상, 빈혈, 신장결석의 병력이 있는 경우에도 장기간 복용에 주의해야 합니다.

이런 성분들의 섭취는 개개인의 특성과 상황에 맞춰 의사들과 상의 후 결정하는 것이 좋습니다. 외국에서는 흡연자들을 위한 약이 따로 나오는 경우도 있습니다(smokers' formula). 그러나 이런 경우, 한 성분을 제외한 약이 연령관련황반변성에 얼마나 효과가 있는지를 예측하기는 힘듭니다.

눈이 자외선에 노출되는 것은 어떤 위험이 있을까요?

　자외선 노출은 말기 연령관련황반변성의 위험도를 높인다는 보고들이 있습니다. 자외선으로 인한 활성산소가 망막색소상피세포에 손상을 일으켜, 황반변성의 발병에 직접적으로나 간접적으로 영향을 주는 것으로 알려져 있습니다. 이런 경우에 멜라닌이 망막색소상피세포 보호 효과를 보인다고 합니다.

　이론상 멜라닌이 상대적으로 적은 백인들에게 연령관련황반변성이 생길 확률이 높다고 이야기할 수 있고, 흑인들의 위험도는 낮다고 할 수 있습니다. 그러나 최근 자외선을 한국인의 황반변성 위험인자로 간주하기에는 통계적으로 유의미하지 않은 보고들도 있습니다.

　그러므로 평소 건강한 사람이나 야외에서 대부분의 시간을 보내는 특수한 직업인 외에는 자외선에 대해 지나치게 민감할 필요가 없습니다. 하지만 연령관련황반변성 환자라면 외출 시 자외선의 노출을 피할 수 있는 선글라스나 양산, 모자 등이 도움이 될 수 있겠습니다.

PART 7

(건성) 황반변성의 치료와 관리

실명 인구 100만 시대
당신의 눈은 안녕하십니까?

건성 황반변성이란 무엇입니까?

　연령관련황반변성은 크게 두 가지 단계로 나눕니다. 맥락막신생혈관 없이 드루젠이 관찰되는 경우를 건성(위축성) 황반변성이라고 하고, 맥락막신생혈관이 증식하여 삼출액 누출과 출혈이 발생하는 단계를 습성(삼출성) 황반변성이라고 부릅니다.

　그 중에서 건성 황반변성도 드루젠의 존재 여부, 드루젠의 크기 및 개수, 그리고 지도형 위축의 존재 여부와 침범 범위에 따라 다시 초기·중기·후기의 건성 황반변성으로 구분합니다.

　후기 건성 연령관련황반변성에서는 시력 감소와 대비감도 감소가 동반되어 삶의 질을 크게 떨어뜨릴 뿐만 아니라, 점차 진행하여 평균적으로 9년 후에는 실명으로 정의하는 단계에 이를 수 있습니다.

　미국 국립안연구소(NEI)에서 진행한 대규모 연구인 AREDS(Age-Related Eye Disease Study)에 따르면, 5년 후 말기 황반변성으로 진행할 확률이 초기 황반변성에서는 1% 미만으로 낮았지만, 한 눈이 중기 황반변성일 경우는 6%, 두 눈 모두 중기 황반변성일 경우는 25%로 더 높게 보고되었습니다.

한 눈이 이미 말기 황반변성으로 진행된 경우, 반대쪽 눈이 말기 연령관련황반변성으로 진행할 확률은 43% 정도로 매우 높았습니다. 또한 중기 황반변성은 맥락막신생혈관을 동반한 습성 황반변성으로 진행되는 경우가 많다고 보고되었습니다.

따라서 연령관련황반변성으로 진단받았으나 당장 증상이 없는 초기 혹은 중기에 해당하는 환자들도 정기적으로 안과 검진을 받고, 평소에는 자가검진을 시행하면서 생활습관을 적절히 관리하는 것이 매우 중요합니다. 건성 황반변성 환자의 안과 검진은 보통 6개월마다 시행하지만, 환자 상태에 따라 짧으면 3개월, 길게는 1년마다 시행하기도 합니다.

건성 황반변성의 자가검진 방법을 알려주세요.

초기 혹은 중기의 건성 황반변성은 자각증상이 없는 경우도 많지만, 시력 저하가 동반되는 말기의 건성 또는 습성 황반변성으로 언제든 진행할 수 있습니다. 하지만 사람은 평상시에 두 눈을 같이 사용하므로 어느 한 눈의 시력이 저하되어도 잘 보이는 눈이 시력의 대부분을 보완합니다. 그 때문에 황반변성 초기에는 자신의 시력 저하를 감지해내기 어려운 경우가 많습니다.

어떤 병이든지 초기에 발견해 치료를 시작하는 것이 좋은데, 특히 황반변성은 조기 발견을 통한 적절한 치료가 예후를 크게 다르게 하므로 더욱 중요합니다.

조기 발견을 위해 일상생활에서 쉽게 할 수 있는 검사는 암슬러격자(Amsler grid)를 이용한 자가검진입니다. 본 책자에도 부록으로 들어 있는 암슬러격자를 눈에 쉽게 띄는 곳에 부착해 놓고, 일정한 거리에서 바라보며 정기적으로 변화를 관찰하는 것이 필수적입니다.

검사 방법은 다음과 같습니다. 우선 한쪽 눈을 가리고 반대쪽 눈으로 암슬러격자 중심에 위치한 검은 점을 주시합니다. 이때 격자를 이루는 모든 선이 같은 굵기의 직선 형태로 보이고, 바둑판의 사각형은 모두 같은 크기의 사각형으로 보여야 정상입니다. 중심점 주위의 선 일부가 안 보이거나, 휘어 보이거나, 사각형의 면적이 다르게 보이는 등의 증상이 나타나면 안과 전문의에게 정밀 검사를 받아야 합니다.

이렇게 자가 테스트로 이상소견을 발견한다면 가장 빠른 시간에 병을 스스로 발견한 셈이니 최적의 치료 시기를 잡았다고 말할 수 있을 것입니다.

이미 말기의 건성 또는 습성 연령관련황반변성으로 진단받은 경우도 마찬가지입니다. 진료 예약일을 앞둔 시기에 병이 급격하게 진행하는 경우도 있으므로 정기적인 자가 검사를 실시하는 것이 중요합니다. 휘어 보이던 선이 더 휘어져 보인다거나 가려지는 부분이 더 넓어진다면, 연령관련황반변성의 진행을 의심하고 안과를 방문해 실제 진행 여부를 확인해야 합니다.

치료에 대한 반응이나 병의 진행을 잘 체크하고 진료에 임해야 의사와 환자가 함께 병에 잘 대처하는 것이며, 최적의 치료 효과를 기대할 수 있는 조건을 만들 수 있습니다.

건성 황반변성의 안과 정기검진 과정을 알려주세요.

안과에 가면 가장 먼저 시력검사와 안압검사를 받습니다. 안과의 가장 기본적인 검사이므로 대부분 외래에 내원할 때마다 측정하게 됩니다. 또한 황반이 위치한 안저를 보기 위해서는 산동제를 점안해 눈의 동공을 확대시켜 눈 속을 들여다보아야 합니다. 연령관련황반변성의 진단과 경과 관찰을 위한 여러 검사가 산동이 된 상태에서 이루어집니다.

황반변성의 정기적인 검진을 위해 안과에서 실시하는 가장 중요한 검사는 빛간섭단층촬영술(optical coherence tomography, OCT)이라고 해도 과언이 아닙니다. 침습적이지 않고 인체에 무해하다는 장점이 있으며, 망막의 단층을 높은 해상도로 정확하게 촬영해 드루젠이나 맥락막신생혈관과 같은 변화를 직접적으로 시각화할 수 있기 때문에 임상에서 매우 유용하게 이용됩니다.

형광안저혈관조영술(fundus fluorescein angiography, FAG)은 팔의 정맥 내로 형광물질을 주입하고, 형광물질이 눈에 들어오는 시간에 맞춰 안저를 촬영하는 검사로 망막의 혈관과 혈액순환 상태를 정밀하게 볼 수 있습니다. 또한 맥락막혈관을 더욱 잘 알아보기 위해 인도사이아닌 그린혈관조영술

(indocyanine green angiography, ICGA)을 시행하기도 합니다. 황반변성에 동반될 수 있는 맥락막신생혈관, 맥락막 염증질환, 맥락막 종양 등의 진단을 위해 형광안저혈관조영술과 함께 시행하면 보완적인 역할을 할 수 있습니다.

우리가 어떤 물체를 볼 때 그 물체의 상은 망막의 중심부인 황반, 황반 중에서도 더 중심부인 중심와(中心窩, fovea)에 맺히는데, 대부분의 연령관련황반변성은 중심와를 침범하므로 심한 시력 저하가 발생합니다. 하지만 중심와 이외의 망막 부위를 침범하는 경우, 시야 이상이 나타나기도 합니다.

따라서 시야 이상을 확인하기 위해 미세시야검사계(microperimetry)나 시야검사계(perimetry)를 이용해 시야 검사를 할 수도 있습니다. 특히 미세시야검사계는 황반부에 해당하는 시야를 더욱 자세히 검사할 수 있습니다. 또한 환자 눈의 중심을 추적하는 기능을 가지고 있으므로, 시력 저하가 심하여 한 곳에 초점을 맞추지 못하고 검사 중 눈을 움직이는 환자도 비교적 믿을 만한 결과를 얻을 수 있습니다.

말기 황반변성 환자의 검진에 대해 알려주세요.

　말기 황반변성에 이르게 되면 시력이 거의 남아 있지 않은 경우가 많습니다. 하지만 중심시력이 거의 소실되었더라도 낙심해 안과 검진을 포기하는 것은 옳지 않습니다. 보는 기능은 중심시력과 주변 시야의 합으로 결정되는 것입니다.

　황반변성은 넓은 망막 중에서 우리가 초점을 맞추려고 하는 자리에 해당하는 황반 부위에 변성이 주로 발생하는 것이라 중심시력이 감소되는 경우가 많습니다. 하지만 말기 황반변성에 이르더라도 주변의 시야는 보존되는 경우가 많으며, 계단을 내려가면서 아래쪽에 위치한 계단을 보는 경우, 문을 지나갈 때 위쪽 모서리를 확인하는 경우, 운전을 할 때 좌우 사이드 미러를 보는 경우 등 주변부 시야는 생활에 유용합니다.

　황반변성 환자들은 대부분 고령이므로 주변부 시야까지 손상된다면 걸을 때 발을 헛디뎌 주변 물체에 부딪혀 다치는 등 외상에도 취약해집니다. 황반변성에서는 유리체 출혈, 황반 주위의 망막 출혈, 지도형 위축 범위의 진행 등에 의해 주변부 시야가 영향을 받을 수 있으므로, 이런 변화를 확인하기 위해 안과에 정기적으로 내원하는 것은 필수입니다.

58

배아줄기세포를 이용한
망막색소상피세포 이식에 대해 알려주세요.

　여러 의학 분야에서 다양한 질병의 치료 방법으로 가능성을 보여주었던 배아줄기세포 연구가 황반변성의 치료에도 시도되고 있습니다. 배아줄기세포에서 유래한 새로운 망막색소상피의 이식을 통해 황반변성의 진행을 늦출 수 있을 것으로 기대하고 있으며, 여러 동물 실험에서도 배아줄기세포에서 유래한 망막색소상피와 시세포가 망막 신경을 회복시키고, 시력을 호전시켰다는 결과가 보고되었습니다.

　연령관련황반변성이 있는 환자도 본인의 배아줄기세포 유래 망막색소상피를 이식하는 방법이 시도되고 있으며, 일부 환자의 시력 향상이 확인되기도 하였습니다. 그 밖에도 연령관련황반변성의 치료에 배아줄기세포를 이용한 여러 연구들이 활발히 진행되고 있어서 그 결과를 기대해 봐도 좋을 것 같습니다.

건성 황반변성 환자의 생활 습관과 관리법이 궁금합니다.

현재까지 건성 황반변성을 적극적으로 치료할 수 있는 방법은 AREDS 포뮬라(Age-Related Eye Disease Study formula)의 눈영양제 복용 외에는 없는 실정입니다. 하지만 평소에 지킬 수 있는 생활습관의 개선이 질병의 경과에 영향을 줄 수 있습니다.

첫째, 유산소 운동을 하십시오. 하루에 30분 이상, 일주일에 3회 이상, 맥박이 평소보다 50% 이상 빨라질 정도로 유산소 운동을 하면 좋습니다. 달리기, 수영, 자전거 등 본인에게 적합한 것을 선택하면 됩니다. 고령의 환자에게서 맥락막 순환이 감소하면서 연령관련황반변성의 진행에 영향을 주는 것으로 알려져 있는 유산소 운동은 맥락막 순환을 증가시키므로 건성 황반변성의 진행을 늦추는 데 도움이 됩니다.

만약 관절염 등의 이유로 거동이 불편한 경우, 무릎 들기 운동이 좋은 대안이 될 수 있습니다. 의자에 앉아 손잡이나 의자 바닥을 잡은 상태로 양쪽 무릎을 동시에 배 쪽으로 당기면 관절에 큰 부담이 없이 유산소 운동의 효과를 얻을 수 있습니다. 정기적으로 하면 더욱 좋은 효과를 기대할 수 있습니다

둘째, 자외선 차단에 신경을 쓰십시오. 자외선은 망막을 손상시키고, 연령관련황반변성의 진행을 촉진할 수 있습니다. 자외선이 차단되는 안경과 선글라스, 모자, 양산 등을 활용해 눈으로 들어오는 자외선을 억제한다면, 망막 손상의 과정을 늦출 수 있습니다.

셋째, 여러 색깔의 채소를 골고루 섭취하세요. AREDS 포뮬라 식이에 포함된 영양소는 우리가 평소 접하는 과일과 채소에 대부분 포함되어 있습니다. 비타민 C는 딸기, 레몬, 브로콜리, 피망 등에, 비타민 E는 콩과 옥수수, 녹색 채소에, 루테인과 지아잔틴은 녹황색 채소에, 베타카로틴은 당근에 많이 포함되어 있습니다. 음식만으로 AREDS 연구에서 제시한 정도의 용량을 섭취하는 것이 쉽지는 않지만, 매일 여러 가지 채소와 과일을 섭취한다면 도움이 될 것으로 생각합니다. 건강보조식품으로도 이들 영양소를 섭취할 수 있습니다.

마지막으로는 혈압을 조절하는 것과 금연입니다. 높은 혈압과 간접 흡연을 포함한 흡연은 동맥을 좁아지게 만들어 맥락막 순환에 영향을 주게 됩니다.

현재 시행 중인 건성 황반변성의 치료법을 알려주세요.

연령관련황반변성의 치료는 건성인지 습성인지에 따라 많은 차이가 있습니다. 초기 건성 황반변성은 치료의 개념보다는 위험인자에 대한 관리가 우선이고, 적어도 1년에 한 번 안과에서 안저검사를 받는 것이 필요합니다. 중기 건성 황반변성의 치료는 말기로 진행되는 시기를 늦추고, 말기로 이환되었을 경우, 시력 저하 속도를 늦추는 것이 목표입니다.

AREDS 포뮬라에 따른 영양소 섭취는 치료에 효과가 있습니다. 미국 국립안연구센터에서는 영양보조제를 복용할 경우, 황반변성의 진행을 억제할 수 있는지를 연구했습니다(Age-Related Eye Disease Study, AREDS 1 & 2). 연구 결과, 중기 건성 황반변성 환자와 한쪽 눈에 말기 건성 황반변성이 있어 반대편에도 말기 황반변성이 올 가능성이 높은 환자들은 고용량 비타민과 미네랄을 복용하면 질병의 진행 속도를 늦출 수 있다고 밝혔습니다.

2001년 AREDS 1 연구 결과는, 비타민 C 500㎎, 비타민 E 400IU, 산화아연 80㎎, 구리 2㎎, 베타카로틴 15㎎을 복용한 경우, 말기 건성 황반변성으로 진행할 가능성을 25% 낮출 수 있다고 보고하고 있습니다. 하지만 약제 복용에 따른 부작용도 있을 수 있으므로 전문의와의 상담이 꼭 필요합니다. 예를 들어 베타카로틴은 8년 이내 흡연자의 폐암 위험성을 높이고, 고용량 산화아연은 전립선암과 소화 장애 환자, 구리의 경우 치매 환자 등에 유의해서 사용해야 합니다.

다른 연구에서, 녹색 채소에 풍부한 루테인과 지아잔틴, 생선에 다량 함유된 오메가-3 긴사슬 불포화지방산이 말기 황반변성으로의 진행을 억제한다는 보고가 있었습니다. 이에 따라, 원래 AREDS 유형 식이에 이 세 가지 성분을 더하는 것에 추가적인 이득이 있는지를 연구한 AREDS 2가 2012년에 보고 되었습니다.

하지만 연구 결과, 루테인, 지아잔틴, 오메가-3 등 긴사슬 불포화지방산을 추가해도 말기 연령관련황반변성의 위험도를 기존 AREDS 유형 식이 보충의 경우보다 더 낮추지는 못했습니다. 하지만 흡연자의 경우, 폐암의 위험이 있는 베타카로틴을 루테인과 지아잔틴으로 교체했을 때, 폐암의 위험도는 높이지 않으면서 말기 황반변성의 위험도는 낮출 수 있다고 결론지었습니다.

AREDS 유형 식이 보충은 치료의 의미보다는 병의 진행을 억제하는 일종의 예방 수단으로 볼 수 있습니다. 현재까지 대규모 연구 결과로 확립된 건성 황반변성의 치료로 안과 의사가 제시할 수 있는 것이 AREDS 유형 식이 보충이라는 것을 이해하고, 어떤 경우에 이런 약제가 필요한지를 아는 것이 중요합니다.

초기 혹은 말기 황반변성 환자에게도 도움이 되겠지만, 특히 중기에서 말기로 이환되는 시기를 늦추고, 어느 정도 시력이 남아 있는 말기 황반변성 환자의 시력 저하 속도를 늦추는 목적으로 사용하는 것이 타당하다고 하겠습니다.

건성 황반변성에 유용한 약제들은 어떤 것이 시중에 나와 있나요?

현재 시중에는 황반변성의 치료를 위해 오큐아레즈투(OCUAREDSTU®), 오큐테인3(Ocutein3®), 아이룩스(Eyelux®), 아스타잔틴(Astaxanthin®) 등 다양한 보조제가 시판되고 있습니다. 이러한 제품들은 앞서 언급했던 AREDS 연구에 기반해 영양성분을 조합한 것으로, 대부분 건강보험에 포함되지 않는 건강기능식품으로 분류되어 있어, 처방전 없이 약국에서 구매할 수 있습니다.

보조제의 종류에 따라서는 AREDS 연구의 영양성분과 완전히 일치하지는 않기 때문에 보조제 구입 전에 성분을 꼼꼼하게 비교해 구매하는 것이 필요합니다. 보조제마다 포함된 각 성분의 용량에 차이가 있으며, AREDS 포뮬라 식이 외에 비타민이 추가된 것들도 있습니다. 단독 성분으로 된 보조제보다는 여러 가지 항산화물질이 다양하게 포함된 복합성분 제제를 복용하는 것이 더 좋습니다.

또한 특정 보조제가 더 효능이 우수하다는 결과는 없으므로, 본인에게 필요한 성분과 필요하지 않은 성분을 고려해 선택하는 것이 좋습니다. 특히 베타카로틴은 흡연자의 폐암 위험성을 높이기 때문에 흡연을 하고 있거나 금연한 지 8년이 넘지 않은 경우에는 베타카로틴이 포함되지 않은 보조제를 선택해야 합니다. 고용량의 아연은 전립선암과 소화장애를, 구리는 치매의 위험도를 높이므로, 복용 시 전문의와 상담하는 것이 필요합니다.

 매일 종합 비타민제를 복용하고 있더라도 이러한 AREDS 포뮬라 식이 보충이 필요할 수 있는데, 그 이유는 종합 비타민제보다 AREDS 포뮬라 식이에 더 많은 양의 비타민과 미네랄이 함유되어 있기 때문입니다. 따라서 안과 전문의와 상담할 때, 어떤 종합 비타민제를 먹고 있는지 약통을 가지고 가서 보여주는 것이 좋습니다.

 또한 시중에 너무 많은 종류의 보조제가 나와 있어서 선택에 어려움을 겪고 있다면 마찬가지로 안과 전문의와 상담하셔야 합니다.

약물치료로 황반변성을 치료하는 방법은 없나요?

아직까지는 손상된 망막색소상피세포를 회복시킬 방법이 없기 때문에 말기 황반변성의 치료에 공인된 치료법은 아직 없습니다. 하지만 다양한 약물들이 연구되고 있어 간략하게 소개하고자 합니다.

① **시각회로 차단제** : 시각회로에서 발생하는 과다한 지방갈색소의 생성이 연령관련황반변성의 발생에 중요한 역할을 하는 것으로 알려져 있으므로, 시각회로를 억제하여 이러한 작용을 줄이는 방법입니다.

② **항염증 치료제** : 황반변성은 망막색소상피세포와 브루크막, 맥락막의 만성적인 염증과 관련이 있다고 알려져 있습니다. 이에 따라 안구 내의 염증을 줄이는 약물이 활발히 연구되고 있고, 보체인자(C3) 억제 기전을 가진 페그세타코플란(pegcetacoplan)을 시작으로 몇몇 약제들이 FDA 승인을 받아 기대감을 높이고 있습니다. 이들 약제를 유리체강 내 주사했을 때, 말기 황반변성에서 나타나는 지도상 위축의 진행을 막는다는 연구 결과가 있어서 앞으로 말기 황반

변성 환자에게 또 하나의 희망이 되지 않을까 생각합니다.

③ **맥락막 순환 개선제** : 나이가 들면 맥락막 순환이 감소하여 맥락막 두께가 얇아지는데, 건성 황반변성 환자에서도 이런 변화가 확인됩니다. 맥락막 혈류를 증가시키면 건성 황반변성의 진행을 늦출 수 있다는 가능성에 따라 약물 시험이 이루어지는 중입니다.

④ **신경보호 약물** : 세포자멸사는 망막의 항상성을 유지하는 데 중요한 기전이지만, 연령관련황반변성의 발생에도 어느 정도 연관성이 있는 것으로 알려져 있습니다. 신경보호 약물은 불필요한 세포자멸사를 조절하여 황반의 기능을 유지하도록 하는 것을 목표로 합니다.

⑤ **기타 효과가 기대되는 영양분** : AREDS 포뮬라 식이 외에도 연령관련황반변성 진행 예방에 도움이 될 수 있는 영양분들이 연구되고 있습니다. 크로세틴(crocetin)은 사프란 향신료 성분으로 동물 실험에서 산화 스트레스를 줄이고 망막 조직에 대한 보호 효과가 있는 것으로 확인되었습니다.

커큐민(curcumin)은 강황에서 추출되는 성분이며, 생체 외 실험과 마찬가지로 산화 스트레스에 대한 세포보호 효과가 입증되었습니다. 비타민 B9, B12, B6 등도 항산화 효과가 보고되었으나 연령관련황반변성에서의 역할은 아직 연구 중입니다.

이미 말기 황반변성으로 시력이 크게 저하된 저시력자의 치료 과정이 궁금합니다.

시력이 현저히 저하되었다고 그냥 답답한 채로 아무것도 하지 않고 지내야 할까요? 저시력은 안경이나 콘택트렌즈 등을 사용해도 최대 교정시력이 0.3 이하인 상태를 말합니다. 2016년 기준으로 국내에 등록된 시각장애인은 25만여 명에 달하고 있습니다.

시력이 극히 제한적이어서 일반적인 기능을 수행하지 못하더라도 보조기구를 통해 다소나마 시기능을 끌어올리는 방법들이 있습니다. 저시력 환자에게는 작은 차이도 생활에 큰 도움이 되기 때문에, 시력상의 숫자 변화가 없다 하여 간과해선 안 되겠습니다.

저시력 환자들을 위한 보조기구는 한국실명예방재단, (사)전국저시력인연합회, 실로암시각장애인복지관 등에 상담할 수 있습니다. 대학병원 안과에서도 대부분 저시력 클리닉을 운영하고 있고, 다양한 보조기구들을 활용할 수 있도록 진료를 받아 볼 수 있습니다. 매우 많은 보조기구들이 있지만 여기에서는 대표적인 것들만 소개하고자 합니다.

망원경은 원거리를 볼 때 필요합니다. 양안과 단안 망원경이 있으며, 종류에 따라 확대되는 배율도 다양합니다. 필요에 따라 근거리도 볼 수 있도록 설계되어 다양한 목적으로 사용이 가능합니다. 최근 개발된 초소형 망원경 이식은 시력이 매우 저하된 경우, 중심시력을 향상시키기 위해 개발된 장치입니다. 눈 속에 심을 수 있는 초소형 망원경으로 2.2배 혹은 3배의 배율을 가지고 있어 초점범위를 넓혀줍니다. 따라서 손상된 부분이 아닌 그 주위의 황반을 통해 상을 인지할 수 있도록 도와줍니다. 다만 이미 손상된 부분은 회복할 수 없으므로 여전히 시야 중앙은 비어 보이게 됩니다.

디지털 저시력 기구도 있습니다. 와이드스크린 LCD는 책의 작은 글자를 확대해 LCD 스크린에 나오게 하는데, 2~14배까지 확대가 가능합니다. 다양한 색상 모드를 지원하며, 줄이나 영역 지정이 가능하여 시력이 저하된 환자들이 책을 읽을 수 있도록 도와줍니다.

확대경도 비슷한 역할을 하는 기구로 3~5배 정도로 글자를 확대해 줍니다. 손잡이가 달린 형태도 있고, 열쇠고리를 연결하는 휴대용 확대경도 있습니다. 글자를 읽을 때 이러한 여러 가지 보조기구 중 본인에게 적합한 것을 선택하면 도움을 받을 수 있습니다.

자외선을 효과적으로 차단하는 방법을 알려주세요.

　자외선 차단을 위해 안경, 모자, 양산 등을 사용하지만, 그 중 가장 효과적인 것은 안경입니다. 자외선은 연령관련황반변성의 진행에 실제로 영향을 줍니다. 망막에 도달한 자외선은 염증 반응과 광산화 반응, 광화학 반응 등을 일으켜 망막 조직에 손상을 일으키고, 대사 노폐물의 생성을 촉진시킵니다. 이러한 반응은 고령의 환자에게 더 뚜렷한데, 그 이유는 안구 조직을 자외선으로부터 보호해주는 망막색소상피와 맥락막의 멜라닌 성분이 점차 약화되기 때문입니다. 따라서 고령 환자의 경우, 눈으로 자외선이 들어가지 않도록 차단해주는 것이 황반변성의 발생과 진행의 예방에 도움이 됩니다.

　자외선은 파장에 따라 UV-C(100-280㎚), UV-B(280-315㎚), UV-A(315-400㎚)로 구분됩니다. 이 중 UV-C는 대부분 오존층에서 흡수되므로 지표에 도달하지 못하지만, UV-B의 일부와 UV-A는 지표면까지 도달하므로 이에 대한 대처가 필요합니다. 한편 눈으로 볼 수 있는 가시광선의 파장은 보통 400-700㎚(나노미터)이므로 자외선은 눈으로 확인할 수 없습니다. 따라서 평소 눈으로 들어오는 자외선을 조심하는 습관이 필요하며, 가장 쉬운 방법은 자외선 차단 기능을 가진 안경이나 선글라스를 착용하는 것입니다.

자외선 차단용 안경과 선글라스를 구입할 때, 정확히 인증을 받은 안경알인지 반드시 확인해야 합니다. 보통 안경알이 들어 있는 포장에 인증 여부가 기입되어 있습니다. 특히 UV400 인증을 받은 것은 400㎚ 이하의 파장을 가진 자외선을 99% 이상 차단한다는 것이므로 지표에 도달하는 UV-A와 UV-B를 대부분 막을 수 있습니다. 또한 안경의 모양은 안경알과 안경테가 눈과 눈 주변을 충분히 가릴 수 있도록 하는 것이 좋습니다. 안경알의 색깔은 자외선 차단 정도와는 무관하므로 원하는 색상으로 선택할 수 있으며, 기능에 이상이 없다면 투명한 알도 상관 없습니다.

너무 어두운 선글라스는 오히려 동공을 확대시켜 불편감을 초래할 수 있습니다. 색깔만 어둡고 자외선 차단 기능이 효과적이지 않은 선글라스를 착용한 경우에는 확장된 동공으로 더 많은 양의 자외선이 들어올 수 있어서 오히려 해로울 수 있습니다. 이렇게 선택한 자외선 차단용 안경은 날씨에 관계 없이 외출 시에는 항상 착용하도록 합니다. 앞서 언급했듯이 자외선은 눈에 보이지 않으며, 밝은 날뿐만 아니라 흐린 날도 지표면에 항상 도달합니다. 그러므로 구름 낀 흐린 날이라도 자외선 차단을 소홀히 해선 안 됩니다.

안경알을 잘 관리하는 것도 중요한데, 이물질이 묻어 있거나 흠집이 있으면 자외선 차단 효과가 감소하기 때문입니다. 안경알을 깨끗이 사용할 수 있도록 평소에도 잘 닦고 관리하는 습관이 필요합니다. 이렇게 안경 관리를 잘 하더라도 시간이 지나면 자외선 차단 기능이 점차 감소하므로 적절한 시기에 안경알의 교체가 필요합니다. 또한 백내장 수술 시에 자외선이 차단되는 인공수정체를 삽입받았더라도 수술 후 자외선 차단 안경을 착용하는 것이 좋겠습니다.

황반변성인데 백내장 수술을 받아도 될까요?

 백내장은 눈 안의 렌즈에 해당하는 수정체가 노화, 외상 등의 요인으로 혼탁해지는 질환입니다. 카메라에 비유하자면 뿌옇게 변한 렌즈로 촬영하는 셈이기 때문에 사진이 뿌옇게 나오게 됩니다. 백내장 수술은 이렇게 뿌옇게 변한 수정체를 제거하고, 깨끗한 인공수정체를 대신 삽입하는 수술입니다.

 반면에 연령관련황반변성은 망막의 퇴행성 변화가 발생하는 것으로, 카메라에 비유하면 필름이 손상되는 것이나 마찬가지입니다. 아무리 렌즈가 깨끗해도 필름이 상했으면 사진이 깨끗하게 나올 수 없듯이, 연령관련황반변성이 있는 환자들은 백내장 수술을 해도 망막이 건강한 환자들만큼 시력이 회복되지 않습니다.

 하지만 연령관련황반변성의 단계와 침범 정도에 따라서는 백내장 수술 후에 어느 정도의 시력 호전을 얻을 수 있는 경우도 많습니다.

 그러므로 백내장 수술을 해도 되는지에 대해 명확한 답이 있는 것은 아니지만, 안과 전문의와 충분히 상담하고 수술 후의 시력 변화에 대해 이해한다면 백내장 수술을 하는 것이 나을 수 있습니다.

추가로 생각해볼 것은, 백내장이 심하면 망막검사가 힘들어 연령관련황반변성의 경과를 정확하게 알 수 없는 경우도 있다는 사실입니다. 이런 경우, 수술 후 시력 호전이 크지 않더라도 연령관련황반변성의 진행과 치료를 정확하게 관찰하기 위해 백내장 수술을 진행하기도 합니다.

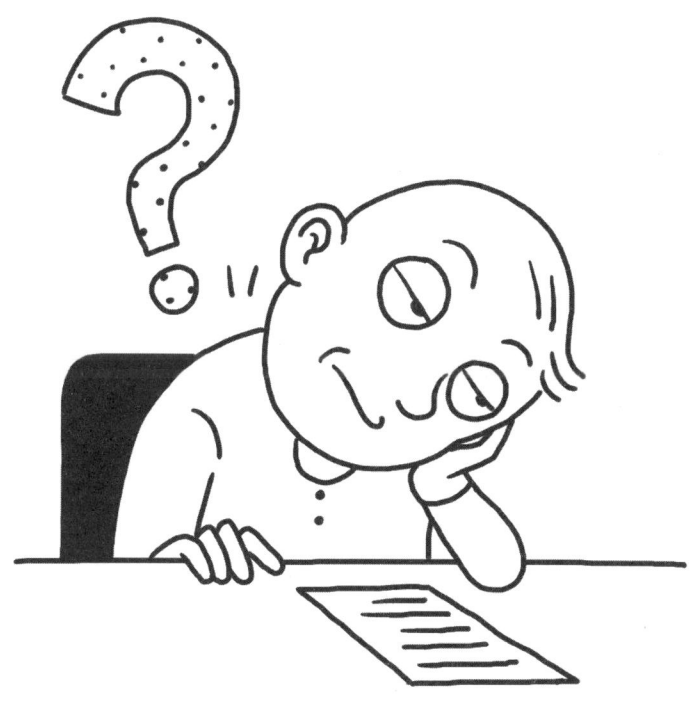

인공망막 이식술도 있다고 하던데, 비용이 많이 드나요?

　시력을 거의 잃은 환자들을 위한 인공망막 이식술도 시도되고 있습니다. 아르거스2는 초소형 영상카메라가 설치된 선글라스, 비디오 처리장치, 송신기로 구성되며, 전자칩을 환자의 망막에 이식해 선글라스를 통해 전달된 영상이 전자칩을 통해 환자의 시신경을 자극하는 원리입니다. 2013년 FDA 승인 이후 현재 정식 판매 중이며, 최근 국내에서도 유전성 망막변성 질환을 가진 환자에게 성공적으로 수술이 이루어졌습니다.

　억대에 이르는 값비싼 장비지만 연령관련황반변성 환자에게도 성공적으로 이식된 적이 있어서 시력이 거의 남아 있지 않은 환자에게도 적용될 수 있으리라 생각합니다. 세계 여러 연구팀에서 인공망막과 관련된 다양한 연구와 개발을 진행하고 있으므로 수혜 대상이 점차 확대될 것으로 기대합니다.

PART 8
(습성) 황반변성의 치료와 관리

실명 인구 100만 시대
당신의 눈은 안녕하십니까?

습성 황반변성 진단, 무엇부터 해야 할까요?

습성 황반변성은 황반에 맥락막신생혈관이 증식한 상태입니다. 정상적인 혈관이 아닌 신생혈관에서 하수도의 물이 새듯이 혈관 안에 흐르는 혈액 성분인 물, 단백질, 지방 등이 혈관 밖으로 새어 나와 굳은 기름처럼 하얗게 쌓이기도 하고, 물이 새어 나와 중요한 신경조직인 망막을 붓게 하거나 물이 고이게 하며, 구조적으로 약한 혈관이라 터지면서 출혈을 발생시키기도 합니다.

이런 상황들이 젖어 있는 느낌이라, 습성 연령관련황반변성이라는 별칭이 쓰이고 있습니다. 이런 증상이 발생되면서 시력이 점점 떨어지고, 결국 축축했던 황반은 마르면서 흉터를 형성하게 됩니다. 이렇게 손상이 진행되고 나면 결국 황반의 기능은 다시 돌이킬 수 없는 상태가 됩니다. 이와 같은 일들을 적극적으로 막는 것이 습성 황반변성의 치료가 되겠습니다.

연령관련황반변성에서 가장 중요한 위험인자로 꼽을 수 있는 것이 '고연령'입니다. 즉 나이가 들어간다는 것 자체가 피할 수 없는 위험인자이며, 병의 가장 중요한 원인이 된다는 것입니다. 그러면 '나이가 많으니 어쩔 수 없겠구나' 하며 자포자기하거나, 운에 맡긴 채, '병이 생기면 별 수 없지' 하고 생각해야 할까요?

막상 한쪽 눈에 먼저 습성 연령관련황반변성이 발병하여 병원을 찾은 환자 중에는 노인 환자들이 느끼는 우울증에, 가족에 대한 미안함으로, '한쪽 눈이 건강하니 그냥 지내겠다'고 얘기하는 안타까운 경우를 종종 만나게 됩니다. 하지만 반대쪽 눈에도 연령관련황반변성이 발생할 위험이 있으므로 치료를 하지 않고 방치하여 시력을 보존하거나 개선할 수 있는 소중한 타이밍을 놓치는 것은 절대 해서는 안 될 실수입니다.

습성 연령관련황반변성으로 전환되지 않기 위해서는, 위험인자를 줄이기 위한 노력이 선행되어야겠지만, 이미 습성 연령관련황반변성으로 진단을 받았더라도 너무 절망만 하지는 말았으면 좋겠습니다. 불과 몇 년 전만 해도 딱히 해줄 수 있는 치료가 없어 의사로서도 마음 아픈 경우가 많았지만, 지금은 꼭 그렇지도 않습니다. 몇 가지 중요한 치료법들이 개발되었고, 앞으로도 개발될 것입니다.

습성 연령관련황반변성은 "누가 어디서 어떻게 치료했더니 그 다음날 밝아졌다더라" 하고 옆에서 훈수를 두는 식으로 일반인과 상의할 수 있는 가벼운 병이 아닙니다. 습성 연령관련황반변성은 눈의 상태에 따라 치료 방법, 치료 반응, 시력 예후가 매우 다른 질환이므로 꼭 전문가와 상의하여 정확한 진단을 받고 적절한 치료에 임해야 합니다.

습성 황반변성에는 어떤 치료약이 사용되고 있나요?

　습성 연령관련황반변성의 대표적인 치료는 안구 내 항체주사치료입니다. 최근에는 항혈관내피세포성장인자 항체(anti-VEGF antibody)를 눈 속으로 주사하는 방법이 각광을 받고 있습니다. 습성 연령관련황반변성 환자의 경우, 눈 속에 혈관내피세포 성장인자가 높아져 있으며, 이런 비정상적인 증가가 신생혈관의 발생과 증식을 촉진하기 때문에 이에 대한 항체주사를 통해 맥락막신생혈관의 치료가 이루어집니다.

　대표적인 약물이 루센티스(Lucentis), 아일리아(Eylea), 아바스틴(Avastin)이며, 최근에는 비오뷰(Beovu), 바비스모(Vabysmo), 고농도 아일리아(High dose Eylea)같은 신약이 나오면서 항체주사의 선택지가 넓어지고 있습니다. 이들 약물의 눈 속 주사는 다른 치료법에 비해 탁월한 효과를 보이고 있는데, 많은 환자의 시력 유지가 가능하며, 일부에서는 시력 향상까지 기대할 수 있는 것으로 보고되고 있습니다.

　이제는 항혈관내피세포성장인자 항체주사는 습성 황반변성의 1차 치료 방법으로 자리를 잡았습니다. 약제의 종류와 환자의 상태에 따라 달라질 수 있으나, 처음 치료 시 통상 1개월 간격으로 3회 주사를 하는 로딩(loading) 치료를 시행합니다. 그 후에는 약제의 종류와 환자의 약제에 대한 반응 등을 고려하여 4~16주 간격으로 주사를 반복하기도 하고, 주사치료를 멈추게 되거나 멈추었다가 재발하는 경우, 다시 치료를 시작하는 등 다양한 양상으로 치료와 경과 관찰이 이루어집니다.

약물이 주사를 통해 눈 속으로 투여되므로 가벼운 통증이 발생하며, 주사 시행 전 눈과 눈 주위 피부를 소독하는 과정이 필요합니다. 또한 무균 상태에서의 처치가 이루어져야 하며, 주사 후에도 눈에 항생제 안약을 점안하는 것과 눈이 균에 노출되지 않도록 주의해야 합니다. 또한 주사 후에는 필히 안과 전문의가 일정 기간 경과 관찰을 통해 주사 후 감염이나 염증이 발생되지 않는지 확인해야 합니다.

보통 안구 내 주사는 아주 적은 양(0.05 cc)의 약물을 흰자위를 통해 30게이지(머리카락보다 약간 굵음)의 가는 주사로 실시합니다. 이 요법은 눈 속에서 맥락막신생혈관이 자라는 것을 막아주고, 기존의 혈관벽에서 혈장이 새는 것을 획기적으로 줄여주어 시력 개선이라는 탁월한 치료 효과가 입증되었고, 많은 연령관련황반변성 환자들의 1차 치료 과정으로 자리 잡고 있습니다.

아바스틴이라는 주사제는 원래 대장암 치료제로 개발된 약제입니다. 루센티스와 아일리아가 개발되어 환자에게 적용되기 전부터 사용되던 항체주사제입니다. 비교적 안전하다는 보고가 많으며, 미국에서도 아직까지 많이 사용되고 있지만, 안구 내 주사 용도로 개발된 약제는 아닙니다.

루센티스는 고가의 약제로 미국에서는 1,500달러가 넘습니다. 2007년 11월부터 국내에서 본격 판매됐지만, 2년 여 동안 보험이 적용되지 않아 환자들에게는 경제적 부담이었습니다. 그러나 2009년 8월 1일부터 일정 기준에 부합되는 환자에게는 보험 적용 혜택이 주어짐으로써 과거에 비하면 약 13분의 1 수준으로 치료 비용이 줄어들게 되었습니다.

 아일리아의 경우, 루센티스보다는 후발주자로 개발되어 사용되기 시작한 항체주사제입니다. 이 약물은 1개월 간격으로 3회의 로딩 주사 후 2개월 간격으로 투여하도록 국내에서 허가되어 있는데, 현재 가장 많이 쓰이는 연령관련황반변성 치료 약제입니다.

 비오뷰, 바비스모 및 고농도 아일리아는 아일리아, 루센티스에 비해 최근에 나온 약제로 주사 간격을 12주에서 16주까지 늘릴 수 있어 각광을 받고 있습니다. 다만 약제들은 기존 약제보다 안구 내 염증 발생률이 좀 더 높다는 보고도 있어서 신중하게 사용해야 합니다.

 최근에는 루센티스, 아일리아의 바이오시밀러 약제들이 나오면서 동일한 효과로 가격까지 저렴한 약제들이 출시되고 있어서 항체주사제의 경쟁이 치열해지고 있습니다. 그에 따라 환자들에게 사용할 수 있는 주사제의 종류도 다양해지고 있어 황반변성 치료에 많은 도움이 될 것으로 생각됩니다.

69 눈 속 주사는 얼마나 맞아야 하나요?

현재 습성 연령관련황반변성에 한정해 건강보험이 적용되고 있는 항체주사는 3회 연속으로 초기 치료 후에 치료 반응과 병변의 양상에 따라 추가적인 주사치료 스케줄이 정해지게 됩니다.

황반변성은 무척 다양한 임상 양상을 보이는 질환으로 치료의 스케줄이나 병합치료 등의 치료 방법 적용도 환자에 따라 다양한 방식으로 진행됩니다. 눈 속 주사 단독요법으로 치료하기도 하지만 경우에 따라 광역학 치료, 레이저 광응고술 등 다양한 복합요법이 사용되기도 합니다. 치료 중간에 치료에 대한 효과를 평가하기 위한 검사를 시행하는데, 이는 치료 방법 및 횟수를 결정하는 데 중요한 과정입니다.

황반변성은 하나의 질환 안에서도 큰 스펙트럼의 형태와 경과를 보이는 질환입니다. 가장 좋은 방법은 물론 안과 주치의의 지시에 따라 검사 후 치료 방법을 상의하는 것입니다.

습성 황반변성에는 어떤 치료법이 있나요?

습성 황반변성 치료 방법은 다음의 3가지 정도로 나눌 수 있습니다.

레이저 치료

약하고 정상적이지 못한 누출이 있는 신생혈관에 레이저를 조사해 높은 에너지가 직접적으로 혈관을 파괴시켜 더 이상 시력이 떨어지는 것을 막는 치료 방법입니다. 그러나 레이저 치료는 주위의 비교적 건강한 조직도 일부 파괴하기 때문에 치료 후 오히려 시력이 더 떨어지는 일이 발생할 수 있습니다. 이런 이유로 레이저 치료는 치료 가능 범위의 병변을 가진 환자에게 제한적으로 사용하고 있습니다.

레이저 치료는 시력에서 가장 중요한 부위였던 중심와(fovea)에서 멀리 떨어져 있는 병변을 주로 치료할 때 효과를 볼 수 있는데, 입원 없이 외래에서 통원치료로 이루어집니다. 치료 시 통증은 거의 없으며 일상생활로 바로 복귀가 가능하다는 장점이 있습니다.

레이저 치료를 시행한 후에는 그 주위나 떨어진 부위에 다른 신생혈관이 또 발생활 수 있으며, 반복된 레이저 치료가 필요할 수도 있습니다. 한편 레이저 치료 부위는 결국 망막에 흉터가 되기 때문에 시야의 암점이 증가될 수 있습니다.

광역학 치료

과거의 레이저 치료와는 다르게 비쥬다인이라는 특수 광역학 물질이 맥락막 신생혈관에 침착한 후 파장에 맞는 레이저를 조사하여 비정상적인 신생혈관만을 파괴하는 치료입니다. 최근에는 항체주사로 광역학 치료 시행 빈도가 많이 줄었지만, 항체주사를 병행하는 복합요법으로 이용되어 효과를 증대한다는 연구 결과도 있기 때문에 아직 유용한 치료 중 하나입니다.

안구 내 항혈관내피세포성장인자 항체주사

습성 황반변성의 경우, 최근에는 항체주사가 보편적으로 사용되고 있는데, 새롭게 각광 받고 있는 치료법입니다. 습성 황반변성 환자는 눈 속에 혈관내피세포 성장인자 농도가 높아져 있는데, 이런 비정상적인 증가가 맥락막신생혈관의 발생과 증식을 촉진하기 때문에 이에 대한 항체주사를 통해 맥락막신생혈관의 치료가 이루어집니다.

광역학 치료란 무엇인가요?

레이저 치료는 높은 에너지의 레이저가 직접적으로 맥락막신생혈관을 파괴하는 원리이며, 정상 조직에도 영향을 미치므로 신생혈관이 황반의 중심부까지 퍼져 있는 경우에는 큰 효과를 기대할 수 없습니다. 습성 황반변성에 걸린 대부분의 환자는 맥락막신생혈관이 황반 중심부까지 걸쳐 있으므로 레이저 치료가 적합하지 않은 경우가 많습니다. 이런 문제점을 해결하기 위해 광역학 치료(Photodynamic therapy, PDT)가 개발되었습니다.

광역학 치료는 광감각 물질인 베르테폴핀(verteporfin)을 주사한 뒤 비열성 레이저를 맥락막신생혈관에 조사하여 비정상적인 맥락막신생혈관을 없애는 방식입니다. 이 주사는 팔에 주입받는데, 천천히 정맥을 통해 몸으로 들어가 눈에 다다르고, 목표로 했던 비정상 혈관에 도달하게 됩니다. 그 후 눈에 90초간 레이저가 조사됩니다. 레이저 빛은 이 약물을 활성화시키고, 활성화된 약물이 신생혈관을 파괴시키는 치료입니다.

대규모 임상 연구 결과, 베르테폴핀의 안전성은 입증되었습니다. 가장 흔한 부작용은 주사 부위의 부종이나 발적이며, 일시적으로 시력 및 시야가 좁아지는 현상입니다. 가끔 약물 주입 시 통증을 느끼는 환자들이 있는데, 빈도는 2.4% 정도이며 일시적인 증상입니다. 참고로 베르테폴핀이란 노바티스 제약사의 비쥬다인(Visudyne) 제품을 말합니다.

레이저 치료를 시행하기 힘들었던 황반의 중심부에 발생한 맥락막신생혈관 환자들을 대상으로 광역학 치료를 시행한 결과, 시력 저하의 속도를 늦추거나 멈추게 하는 데 효과가 있는 것으로 보고되었습니다. 최근에는 눈 속 스테로이드 주사와 항혈관내피세포성장인자 항체주사를 병행하는 복합요법으로 이용되어 효과를 증대한다는 발표들도 있습니다.

특수한 약의 성격상 피부가 빛에 노출되면 화상이 발생할 수 있으므로 치료 후 48시간 동안은 햇빛이나 실내의 밝은 등을 피해야 하는 불편이 있습니다. 이 치료도 외래에서 약 20분 정도의 치료 시간이 소요되고, 적절한 빛 차단만 이루어지면 바로 귀가할 수 있습니다. 반복적 치료를 받게 되는 경우도 꽤 있습니다.

광역학 치료 시행 후 주의사항은 다음과 같습니다.
① 48시간 동안 광과민성을 나타내므로 직사광선은 물론 강한 실내 불빛도 피해야 합니다.
② 중등도의 간기능 장애 환자 또는 담관폐색 환자는 주의해야 합니다.
③ 치료 후 1주일 이내 심각한 시력 저하가 발생한 환자는 적어도 투여 전의 시력으로 회복될 때까지 반복 치료를 받지 않는 것이 좋습니다.
④ 주사를 팔의 정맥에 주입할 때 혈관 밖으로 약이 새어 나가지 않게 주의해야 하며, 약이 투여되는 동안 의사가 지켜봐야 합니다.
⑤ 임산부는 치료의 필요성이 위험성을 넘어설 경우에만 투여하며, 수유 중이라면 적어도 48시간 동안은 수유하면 안 됩니다.
⑥ 레이저의 조사 후에는 일시적으로 시각 장애가 발생하는 경우가 있습니다. 이런 증상이 사라질 때까지 운전이나 기계 조작은 하지 말아야 합니다.

황반변성을 관리하는 노하우가 궁금합니다.

먼저 건성과 습성을 구분할 필요가 있습니다. 연령관련황반변성 중 많은 환자는 다행히 건성에 해당합니다. 이때는 습성으로 변화되는지 등의 경과를 의사에게 정기적으로 검진받아야 합니다. 필요에 따라 앞에서 언급한 비타민제 등의 복용과 함께 생활습관의 변화가 요구됩니다.

습성으로의 진행은 언제든지 발생할 수 있으므로 집에서 암슬러격자를 통해 스스로 체크하는 습관이 중요합니다. 사람의 눈은 두 개라 두 눈으로 그럭저럭 지내면 한쪽 눈이 나빠지는 것을 빨리 알아차리기가 쉽지 않습니다. 어떤 병이든지 초기에 발견되어 치료로 들어가는 것이 좋다는 것은 모두 아는 사실인데, 황반변성도 마찬가지입니다.

조기 발견을 위해 암슬러격자를 냉장고나 매일 드나드는 욕실 문 등에 붙여 놓고 정기적으로 확인해 이상이 감지되면 지체 말고 안과 전문의에게 확인받도록 합니다. 그리 힘들지 않은 검사로 금세 확인이 가능한데, 그 정도 시점에 전문의를 찾았다면 환자가 올 수 있는 가장 빠른 시간에 병을 스스로 발견한 셈이니 최적의 치료 시기를 잡았다고 말할 수 있을 것입니다.

습성 황반변성 환자는 너무나 다양한 경과를 보여서 한 문장으로 소개하기는 어렵습니다. 이미 진단이 내려진 뒤에 치료를 시작했을 것이므로 열심히 의사와 상의해 치료하는 것이 최선입니다. 본인에게 느껴지는 시력이나 시각 증상이 병의 정도를 모두 대변하지는 않습니다.

간혹 병변의 위치에 따라 실제로 급히 치료해야 하는 상황임에도 불구하고 환자는 심각성을 몰라 치료를 거부하기도 하는데, 참으로 안타까운 일입니다. 다행히 요즘은 워낙 영상 장비가 발달해 환자가 마음을 열고 설명을 듣는다면 충분히 이해할 만한 정확한 사진들을 볼 수 있습니다. 다행히 지금 시력이 다소 좋다면 더욱더 적극적인 치료에 응해야 하는 병이 연령관련황반변성이라는 것을 명심해야 합니다.

습성 황반변성 환자도 진료 예약일 사이에 암슬러격자로 스스로 하는 체크는 두말할 것 없이 중요합니다. 치료의 반응이나 병의 진행을 잘 체크하면서 진료에 임해야 의사와 환자가 함께 하는 치료가 가능하며, 시너지 효과도 기대할 수 있습니다.

이미 상당 부분 시력을 잃었다면 어떻게 해야 할까요?

'몸이 천 냥이면 눈이 구백 냥'이라는 말이 있습니다. 노년기는 따뜻하고 편안하며 행복해야 할 시기인데, 질병은 종종 모질고 힘들게 살다가 비로소 쉼을 얻은 분들에게 찾아옵니다.

세상에 만만한 병이 있을 리 없지만, 눈이 안 보인다는 것은 에너지가 다소 떨어진 신체가 사회와 가족으로부터 더욱 멀어지는 안타까운 상황을 만든다는 점에서 심각합니다. 실명 수준의 시력 저하로 인한 노인 우울증은 노년층의 건강에 상당한 악영향을 끼칩니다. 또한 시력 손실은 낙상 등 외적 위험으로 이어지므로 각별한 주변 관리가 필요합니다.

저시력은 안경이나 콘택트렌즈 등을 사용해도 최대 교정시력이 0.3 이하인 상태를 말합니다. 대학병원 안과에서는 대부분 저시력 클리닉을 운영하고 있으므로 앞에서 소개한 것과 같은 다양한 저시력 보조기구들을 활용할 수 있도록 상담을 받을 수도 있습니다(66번, 100번 항목 참조).

습성 황반변성 치료 후 합병증이나 다른 문제는 없나요?

　습성 황반변성은 출혈이나 삼출물이 발생하는 비정상 맥락막신생혈관 증식이 동반된 형태로, 최근에 가장 많이 시행되는 것은 눈 속 항체주사치료입니다. 혈관 생성을 촉진시키는 혈관내피세포성장인자에 대한 항체주사를 맞고 있다면 눈 속 주사를 시술받는 것과 관련한 합병증이 생길 수 있습니다.

　눈은 기타 피부조직과 달리 감염 시 매우 심각한 상태에 처할 수 있습니다. 따라서 눈 속 주사를 시술받을 때 감염 방지를 위해 눈 주위를 철저히 소독하는 것처럼 귀가 후에도 눈 주위에 손을 대지 말고 세안 등에 각별히 조심해야 합니다. 감염의 빈도는 아주 적으니 지나친 염려를 할 필요는 없지만, 감염 시 통증과 시력 저하가 발생하므로 이런 증상이 있다면 즉시 내원해 전문의와 상담해야 합니다. 대부분 빠른 진단과 치료로 감염을 막을 수 있을 것입니다.

　전신 부작용은 약제의 안전성 평가가 완료되었으니 크게 걱정할 필요가 없습니다. 광역학 치료는 빛에 예민한 약물을 이용하는 특수 레이저 치료이므로 일정 시간 동안 빛에 피부와 눈이 노출되는 것을 피해야 합니다. 기타 전신 부작용으로 일시적인 요통이 있을 수 있으나 일과성이며, 큰 문제는 아닙니다.

검사상으로는 호전됐다는데 잘 느껴지지가 않아요.

　황반변성은 중심시력에 있어 가장 중요한 부위인 황반부에 변성이 생기는 질환이므로 병의 정도에 따라 이미 황반부의 변성이 진행된 상태에서 진단을 받았을 수 있습니다. 그렇다면 병의 진행을 통해 시야의 결손이 증가하고, 변형시 등이 증가하면서 중심시력이 저하되는 것을 줄여주어 병변을 안정화시키는 것만으로도 치료의 효과는 큽니다.

　또한 우리가 두 눈을 뜨고 일상적인 생활을 할 때, 자연스럽게 시력이 좋은 눈으로 사물을 인지하게 됩니다. 그러므로 질병이 생겨 시력이 상대적으로 나쁜 눈의 변화는 크게 감지를 못하게 되기도 합니다. 좋아지는 것도 나빠지는 것도 두 눈으로 사물을 보면서 평가하게 되면 잘 모르기 쉽습니다. 그리고 늘 시력이 좋은 눈과 비교하기 때문에 나쁜 눈은 늘 상태가 나쁘다고 느낄 수 있기도 합니다.

　환자가 직접 암슬러격자로 자가진단을 하도록 추천하는 이유도 이처럼 개인적으로 느끼는 시력 평가의 문제를 정확하게 보정하기 위한 것입니다.

PART 9

황반변성에 좋은
음식과 식습관

실명 인구 100만 시대
당신의 눈은 안녕하십니까?

황반변성과 먹는 음식은 어떤 관계가 있나요?

"당신이 먹는 것이 당신을 만든다(You are what you eat)."라는 말이 있습니다. 가족력과 유전적 배경 등 타고난 것 못지않게 식생활이 연령관련황반변성의 발생과 진행에 중요한 역할을 한다고 알려져 있습니다. 음식으로 황반변성을 완전히 예방하고 치료할 수는 없지만, 적어도 시작과 진행을 늦출 수는 있다는 말입니다. 황반변성에 도움이 되는 음식과 피해야 할 음식에 대해서 잘 알고 실천한다면 예방에 큰 도움이 될 것입니다.

황반변성이 일어나는 망막과 맥락막은 우리 몸에서 단위 체적당 가장 왕성한 혈액이 흐르는 조직입니다. 혈류가 왕성한 뇌 조직보다도 5배 이상 많다고 합니다. 안구 내 조직에 풍부한 혈류가 흐르는 이유는 그만큼 대사량이 많아 산소와 영양분이 충분히 필요하기 때문입니다. 우리 몸이 포도당 등 영양분을 대사할 때는 산소가 필요한데, 그 과정에서 활성산소 등의 산화 스트레스가 발생합니다. 눈, 특히 망막은 자외선에 노출되어 있고, 대사량이 높아서 산화 스트레스가 가장 많이 발생하는 조직 중 하나입니다.

최근 여러 연구를 통해 식생활의 차이가 안과 질환의 발생과 진행에 영향을 미친다는 사실이 알려지고 있는데요. 항산화 기능을 하는 성분이 포함된 음식과 황반색소 성분이 들어 있는 음식은 황반부의 건강에 여러모로 도움이 됩니다. 반대로 담배를 비롯해 우리 몸에서 산화 스트레스를 증가시키면 변성이 더 심해질 수 있습니다.

그렇다면 연령관련황반변성에 좋은 음식은 어떤 것일까요? 질병에 좋은 음식이란 이미 병이 생긴 환자의 치료에 도움을 주면서, 한편으로는 건강한 사람에게도 예방 효과가 있는 식품을 말합니다.

수천 명을 대상으로 한 대규모 비교 임상 연구를 통해 항산화 작용이 높은 비타민 C, E 등이 황반변성의 진행을 억제하고 실명을 예방한다는 것이 밝혀졌습니다. 망막 질환에서 비타민의 효과가 객관적으로 증명된 셈이므로 안과 의사들도 환자에게 이런 연구 결과들을 설명하고, 항산화 효과가 있는 보조제를 권장할 수 있게 되었습니다.

눈 건강에 좋은 채소나 과일은 어떤 것입니까?

제2차 세계대전 중 영국 공군의 비행기 조종사는 야생 블루베리 잼을 매일 다량 섭취했을 때, 야간 비행과 새벽 공격 임무 중, 여명 속에서도 물체가 잘 보였다고 증언했습니다. 그 후 야생 베리와 산딸기 성분 중에서 안토시아닌 같은 플라보노이드 화합물이 이런 기능을 한다는 것이 알려졌습니다. 안토시아닌은 실험적으로 심혈관계 질환과 암을 줄이는 효과가 있다고 밝혀졌고, 황반변성 모델에 대한 실험적 연구에서도 예방 효과가 나타났습니다.

빨강·노랑·초록·보라·검정 등 색이 짙은 과일과 채소는 우리 건강에 유용한 식물영양소가 풍부합니다. 토마토 등 빨간색 과일에는 안토시아닌과 함께 리코펜이라는 강력한 항산화물질이 많습니다. 파인애플이나 오렌지 등 노란색 과일에는 베타카로틴이 많으며, 시금치·브로콜리·배추 등 초록색은 간장의 해독에 좋고 노화 예방 효과가 있습니다. 90년대에 채소와 과일을 많이 섭취하자는 '5-a-day' 캠페인이 유행한 적이 있습니다. 5가지 다른 색깔의 채소를 하루에 5접시 이상 먹는 것인데요. 이 정도까지는 어렵더라도 밝은 눈을 위해 색깔이 짙은 과일을 찾아서 자주 먹는 습관을 가지면 좋습니다.

황반색소를 증가시켜 주는 유익한 음식들이 있다고 하던데요?

여러 연구에서 황반색소의 증가가 시기능을 높여주고, 나아가 노년의 황반변성과 같이 실명을 초래하는 질병으로부터 보호하는 역할까지 하는 것으로 나타나고 있습니다. 망막의 중심부에 해당하는 황반은 가장 민감한 시각세포가 있는 부분이면서 빛이 집중적으로 들어오는 조직이기 때문에 빛에 의한 손상에 특히 더 많이 노출되어 있습니다.

황반에는 선크림에 있는 성분과 비슷한 황반색소가 있어서 빛을 차단하는 작용을 합니다. 누르스름한 빛깔이라 황색소(xanthophylls)라고도 합니다. 대표적인 황반색소 물질은 루테인, 지아잔틴 등의 카로티노이드 화합물입니다.

황반색소가 풍부한 음식을 섭취하면 눈에서 황반색소가 증가됩니다. 황반색소가 낮은 사람은 조직 손상을 유발하는 단파장 빛이 거의 100% 가까이 황반의 시각세포에 도달하는 데 비해 황반색소가 높은 경우는 10% 미만 정도만이 도달하기 때문에 빛으로부터 망막을 보호할 수 있습니다. 따라서 달걀의 노른자와 시금치, 누런 호박 등과 같이 황반색소를 많이 포함하고 있는 음식을 섭취하면 망막 보호와 시각 기능의 향상도 기대할 수 있습니다.

평소 차와 커피를 즐기는데
황반변성 환자에게도 괜찮을까요?

차는 맛과 향이 일품일 뿐만 아니라, 약 4천 년 전 중국 신농 씨가 차나무의 잎으로 해독을 했다는 기록이 있을 정도로 오래전부터 건강식품으로 애용되어 왔습니다. 차에는 4천 가지가 넘는 화합물이 들어 있는데, 중요한 성분 중 하나가 차의 향과 관련이 있는 플라보노이드라는 식물성 생리 활성 물질입니다. '후라보노 껌' 등이 바로 플라보노이드 성분을 첨가한 것입니다. 플라보노이드는 허브티와 포도주에도 많이 들어 있는데, 홍차 한 잔에 268㎎, 녹차 한 잔에는 316㎎이 들어 있다고 합니다. 플라보노이드는 항산화 효과를 나타내며, 심혈관계 질환을 예방하고, 눈의 항노화 효과를 기대할 수 있습니다.

차가 눈에 좋은 다른 이유는 부족한 물을 보충할 수 있다는 점입니다. 우리나라 사람들은 다른 나라에 비해 물의 섭취가 절대적으로 부족합니다. 국민건강영양조사에서 우리나라 사람들은 하루에 평균 1리터 미만의 물을 먹는데, 이것은 1일 권장량인 2리터 이상에 크게 못 미칩니다. 충분한 물을 섭취해야 불순물이 잘 걸러지고 노폐물이 쌓이지 않아 망막을 비롯한 안구 내 신경조직의 혈류가 개선될 수 있습니다. 원활한 망막 혈류는 황반변성을 예방하고, 당뇨망막병증 환자의 시력 감소를 늦출 수 있습니다.

에티오피아의 '카파'에서 이름이 유래된 커피는 석유 다음으로 교역량이 많은 상품인데, 현대인들이 매우 좋아하는 기호식품입니다. 커피는 잘 알려진 카페인뿐만 아니라 우리 몸에 좋은 생리활성 물질인 올리고 섬유소, 항산화 효과가 있는 폴리페놀(polyphenol), 클로로겐산(chlorogenic acid) 등이 들어 있습니다. 올리고 섬유소의 작용으로 매일 3잔 이상 3주 동안 커피를 마시면 우리 몸에 이로운 유산균인 비피더스균이 증가합니다. 폴리페놀과 클로로겐산은 커피의 향을 내면서 강력한 항산화제로도 작용할 수 있습니다. 노년에 황반변성을 일으키는 산화 스트레스도 커피의 항산화 작용에 의해 억제됩니다.

클로로겐산은 신경계의 변성을 예방하는 효과가 있어서 치매 예방에 좋습니다. 또한 클로로겐산은 노화된 망막신경세포를 활성화함으로써 황반변성의 예방에 도움을 준다고 알려지고 있습니다. 최근 동물실험에서 클로로겐산이 황반변성의 합병증으로 발생하는 맥락막신생혈관의 진행을 억제한다고 알려지기도 했습니다.

클로로겐산은 커피에 포함된 대표적 항산화 생리활성 물질로 비타민 C보다 100배나 높은 항산화 효과를 보입니다. 당뇨병과 고혈압 등 성인병과 암의 예방에도 효과가 있을 것으로 기대되는 성분입니다. 치매, 황반변성 등 신경 변성 질환에서 노화된 신경세포를 활성화함으로써 병의 예방에 도움을 줄 수 있습니다. 황반변성에서 실명은 맥락막신생혈관이라는 합병증으로 발생하는 경우가 많은데, 실험적으로 유발된 맥락막신생혈관이 클로로겐산의 투여로 억제되기도 했습니다. 그러므로 카페인 등에 지나치게 민감하지 않다면 연령관련황반변성 환자에게 좋은 기호식품으로 커피를 추천합니다.

오메가-3를 먹고 있는데, 황반변성의 예방에도 도움이 될까요?

도움이 됩니다. 시각세포의 판상 세포막(disk membrane)에는 오메가-3 지방산인 DHA가 다량 존재합니다. DHA가 높은 농도로 시각세포의 특정 조직에 존재한다는 사실은 DHA가 망막에서 중요한 기능을 한다는 것을 암시하는 증거입니다. 오메가-3 지방산은 우리 몸이 필요로 하지만, 스스로 체내에서 만들어내지 못하는 필수 지방산입니다.

그래서 반드시 음식으로 섭취해야 할 필수 불포화지방산 중에 오메가-3 지방산은 망막 조직, 특히 시각세포의 세포막에 높은 비율로 존재합니다. 올리브기름과 참치 같은 생선에 오메가-3 지방산이 풍부합니다. 대규모 역학조사에서 생선을 정기적으로 섭취하는 사람의 노인성 황반변성 빈도가 낮게 나타났는데, 오메가-3 지방산의 효과와 관련이 있습니다. 또한 오메가-3 지방산은 항염증 작용이 있어서 황반변성의 발생과 관련된 안구 내 염증을 억제하는 효과도 있습니다.

맛있는 음식에는 고소한 맛을 내는 지방이 들어 있습니다. 지방은 화학적으로 포화지방과 불포화지방으로 나뉩니다. 포화지방은 이중결합이 없고 실온에서 고체 상태이며, 주로 동물성 지방에 들어 있는데, 코코넛유와 팜유 등 일부 식물성 지방에도 다량 함유되어 있습니다.

 불포화지방은 이중결합이 하나 이상인 지방산으로 실온에서 액체이며, 주로 들기름과 올리브기름 등 식물성 기름에 많습니다. 생선 기름(魚油)도 대부분 불포화지방산입니다.

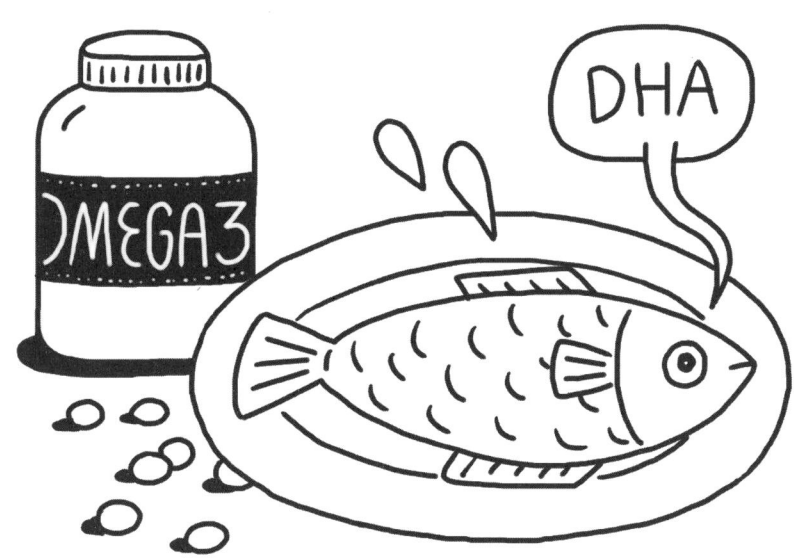

콩 종류가 몸에 좋다는데, 눈에도 좋을까요?

　지중해식 음식이 건강에 좋다고 알려져 있습니다. 통밀이나 시리얼 같은 정제가 덜 된 곡물, 신선한 과일, 토마토, 해산물 등을 주재료로 센 불이나 기름에 튀기지 않고 만든 음식들입니다.

　지중해식 식단은 알고 보면 우리 한식과 비슷합니다. 핵심 성분을 따져 보면 오히려 한식이 더 좋을 수 있습니다. 저지방에 혈당을 적게 오르게 하는 복합 탄수화물, 자연식품, 육류보다는 생선을 선호하는 전통 밥상은 지중해 식단에서 제공하는 좋은 것을 모두 포함합니다.

　반면 가공육류, 고지방 유제품, 튀긴 감자, 흰 밀가루 같은 정제된 곡물을 주로 하는 서양식 식사는 황반변성의 치료에 나쁜 영향을 미칠 수 있습니다. 수천 명의 황반변성 환자를 대상으로 비교한 연구에서도 황반변성이 심한 경우는 서양식 식습관을 지니고 있었고, 황반변성이 없는 경우에는 건강한 지중해 스타일의 식사를 하는 경향이 있는 것으로 나타났습니다.

　그런데 콩이 지중해 다이어트의 핵심이라는 것을 아는 사람은 많지 않습니다. 다이어트에는 렌틸이라는 지중해 원산지 콩을 많이 사용하는데, 렌틸 콩에는 식물성 단백질이 풍부하고, 몸에 좋은 불포화지방과 식이섬유의 함량이 높아서 심혈관 질환과 치매 예방뿐만 아니라 황반변성에도 좋은 것으로 알려져 있습니다. 한식에서 흔히 사용되는 검은콩에는 렌틸보다 더 많은 불포화지방과 단백질, 그리고 식이섬유가 들어 있습니다. 검은콩에 거부감이 있다면 강낭콩이나 팥을 활용할 수 있습니다.

　콩과 비슷하게 황반변성에 좋은 것이 땅콩이나 캐슈넛 같은 견과류입니다. 견과류에는 DHA와 같은 망막신경세포막에 꼭 필요한 오메가-3 불포화지방산이 풍부합니다. 콩과 견과류에는 황반변성에 좋은 미네랄인 셀레니움과 아연도 있습니다.

　자, 이제부터 건강한 눈을 위해 우리 모두 하루 한 줌의 콩과 견과를 즐겨 먹는 습관을 실천해 보면 어떨까요?

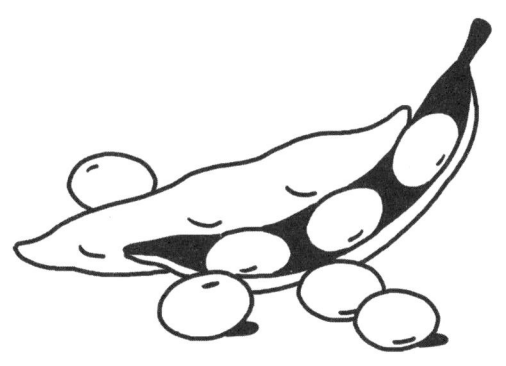

음식을 만들 때, 눈 건강에 도움이 되는 조리 방법이 따로 있나요?

음식은 어떻게 조리해서 먹는가도 중요합니다. 채소의 생리활성 물질은 단단한 세포벽에 붙어 있기 때문에 살짝 데쳐서 조리하는 것이 좋습니다. 열을 가해 세포벽을 무르게 만들기 위함인데, 너무 가열하면 오히려 영양소가 파괴될 수 있습니다. 야채를 다지거나 으깨서 줄기와 잎의 세포벽을 무너뜨리고, 충분히 씹어 먹음으로써 항산화물질을 더 많이 섭취할 수 있습니다.

고기는 수육으로 먹으면 포화지방산의 섭취를 줄일 수 있습니다. 고기를 고열에 구우면 지방과 단백질의 산화가 일어나 망막과 맥락막의 산화 스트레스를 증가시킵니다. 튀길 때는 올리브유나 포도씨유와 같이 트랜스지방이 잘 생기지 않는 기름으로 튀겨 바로 먹도록 합니다. 한 번 사용한 기름을 재사용하면 망막과 맥락막의 혈관을 폐쇄시키는 트랜스지방이 축적됩니다. 한편 채소를 물에 오래 담가 두거나 끓여 먹으면 수용성 비타민이 물로 빠져나가서 눈에 좋은 영양분을 잃을 수 있습니다. 하지만 '어떤 음식을 어떻게 조리하는가'보다 '어떤 마음으로 먹는가'도 중요한 일입니다. 긍정적인 마음가짐으로 좋은 음식을 즐겁게 먹으면 음식의 영양소보다 열 배, 백 배 더 큰 이득을 얻게 될 것입니다.

PART 10

망막색소변성에 관한 궁금증

**실명 인구 100만 시대
당신의 눈은 안녕하십니까?**

망막색소변성은 어떤 질병이며, 왜 생기나요?

 망막색소변성(retinitis pigmentosa, RP)은 망막의 광수용체 세포의 기능 이상으로 나타나는 진행성 질환입니다. 망막은 눈의 가장 안쪽에 위치하는 조직으로 흔히 카메라에서 물체의 상이 맺히는 필름 부분에 비유됩니다. 망막의 여러 세포층 중에서 광수용체는 빛을 흡수하여 이를 전기 신호로 변환하고, 시신경을 통해 뇌로 전달합니다. 광수용체는 원뿔세포와 막대세포가 있습니다. 원뿔세포는 망막 중심부에 상대적으로 많이 분포하며 밝은 곳에서의 시기능과 색각을 담당하고, 막대세포는 망막주변부에 많이 있으며 주변 시야 및 어두운 곳에서 보는 역할을 담당합니다. 일반적으로 망막색소변성은 막대세포의 기능 이상이 먼저 시작되며 변성이 진행함에 따라 원뿔세포의 이상도 나타납니다.

 망막색소변성은 유전자 이상에 의해 발생하는데, 광수용체의 기능에 이상이 생기고, 망막의 변성이 발생하면 시력이 저하됩니다. 유전성 질환이지만 가족력이 없어도 발생할 수 있습니다. 실제로 망막색소변성 환자의 절반가량은 가족력이 있지만, 나머지 50%는 가족력 없는 단독형입니다. 그러나 흔히 문의하는 것처럼 어떤 약물이나 외상 혹은 이전의 염증 등으로 발생하는 것은 아닙니다.

망막변성 또는 황반변성은 망막색소변성과 어떻게 다른가요?

 망막변성 또는 황반변성이라는 용어는 주로 여러 가지 망막 질환을 통칭하는 경우에 많이 쓰입니다. '망막변성'은 근시가 있는 사람에게서 종종 발견되는 주변부 망막변성을 일컫기도 하고, 망막색소변성이 아니더라도 다른 원인으로 망막의 기능이나 형태에 이상이 있는 경우를 가리키기도 합니다.

 시야의 중심을 담당하는 망막의 한가운데 부분을 황반이라고 하는데, '황반변성' 역시 이 부분의 어떠한 이상이 있는 경우를 통칭하는 경우가 많습니다. 가장 흔하게 연령관련황반변성을 일컫지만, 넓게는 근시에 의한 황반변성, 원인을 알 수 없는 특발성 황반변성 등을 한꺼번에 이르는 경우도 있습니다.

 망막색소변성도 망막변성 중의 하나라고 할 수 있겠지만, 일반적으로 다루는 망막변성 또는 황반변성이 망막색소변성을 의미하는 것은 아닙니다.

야맹증이 있으면 모두 망막색소변성 상태인가요?

야맹증이 있다는 것이 모두 망막색소변성을 의미하는 것은 아닙니다.

야맹증은 망막색소변성이 아닌 다른 경우에도 나타날 수 있으며, 선천적으로 밤눈이 어둡지만 진행하지 않는 질환인 선천비진행성야맹증이나 노화로 나타나는 연령관련황반변성, 고도근시 등에서도 야맹증의 증상이 나타날 수 있습니다.

반대로 야맹증이 없이 망막색소변성이 발생하는 경우는 매우 드물며, 망막색소변성과 유사한 다른 망막변성 질환일 가능성이 있습니다.

86
가족 중 저만 망막색소변성인데, 임신과 출산 계획을 가져도 될까요?

　망막색소변성 환자가 출산 계획을 가질 때 가장 염려가 되는 부분은, 자녀에게 망막색소변성이 발생할 확률이 얼마나 되는가 하는 점일 것입니다. 이를 위해 본인의 망막색소변성 유전 방식을 아는 것이 중요합니다. 3대에 걸친 가계도 조사에서 본인만 유일하게 망막색소변성인 경우를 단독형 또는 고립형이라고 부릅니다. 대부분은 상염색체 열성 방식의 유전입니다. 이 경우, 배우자가 망막색소변성이 아니고, 망막색소변성 열성 유전자를 갖고 있는 보인자도 아니라면 자녀가 망막색소변성이 될 가능성은 매우 희박합니다. 일반 인구에서 열성 유전자의 발현 빈도를 고려할 때, 발병 가능성은 1,000명에 1명 이하로 생각됩니다.
　만약 본인이 속한 가계도가 남자만 망막색소변성인 성염색체 관련 유전 양식을 보인다면, 정상 배우자와 결혼할 때 아들은 모두 정상이고, 딸은 모두 보인자가 되므로 자녀들에게는 망막색소변성이 나타나지 않습니다. 이 경우라면 임신과 출산을 크게 걱정하지 않아도 됩니다. 하지만 딸들이 자식을 낳을 경우, 아들의 반은 망막색소변성, 딸의 반은 보인자가 되어 손자가 망막색소변성이 될 확률이 50%이므로 이에 대한 고려는 필요할 수 있습니다.

망막색소변성이 유전이 되지 않게 하는 방법은 없나요?

 앞에서 다룬 것처럼 부모 중 한 명만 상염색체 열성 유전 방식의 망막색소변성일 경우, 자녀가 망막색소변성이 될 가능성이 낮기 때문에 유전에 대해서는 크게 신경 쓰지 않아도 됩니다. 반면에 부모가 상염색체 우성 방식의 망막색소변성일 경우, 자녀가 망막색소변성이 될 확률이 50%이므로 가족계획 및 유전 상담이 중요합니다.

 현재로서는 망막색소변성 유전자가 자녀에게 인위적으로 유전이 되지 않도록 하는 의학적 방법으로 다음 두 가지 대안을 고려할 수 있습니다.

 첫째, 정상 기증자로부터 정자나 난자를 기증받아 인공수정을 시행하는 것을 시도해 볼 수 있습니다.

 둘째, 수정 전이나 착상 전에 돌연변이가 없는 정자와 배아를 골라서 선택하는 방법도 가능한데, 이러한 방법이 현실적으로 이용되기 위해서는 사회적, 윤리적 합의가 전제되어야 할 것입니다.

88
황반변성용 눈 주사치료는 망막색소변성에도 해당되는 치료인가요?

그렇지는 않습니다. 항혈관내피세포성장인자(anti-Vascular Endothelial Growth Factor, anti-VEGF) 항체 제제들은 연령관련황반변성을 비롯한 여러 황반변성 질환의 치료를 위해 눈 속(유리체강 내)으로 주입됩니다. 기존의 황반변성 치료와 달리 시력의 호전을 가능하게 하므로 수년 전부터 황반변성의 주된 치료법으로 사용되고 있으며, 그 외에도 당뇨망막병증이나 망막정맥 폐쇄 등으로 인한 황반부종 등의 치료에도 사용됩니다. 항혈관내피세포성장인자 항체 제제로는 루센티스, 아일리아, 비오뷰, 바비스모, 아바스틴, 그 외에 바이오시밀러 약제들이 있습니다.

망막색소변성에서도 합병증 중 하나인 낭포황반부종이 생겨 중심시력이 떨어진 경우, 부종을 가라앉혀 시력을 회복시킬 목적으로 사용할 수 있습니다. 약물의 유리체강 내 주사가 망막색소변성에서 발생한 이차적인 낭포황반부종이나 맥락막신생혈관의 치료에 효과적이라는 보고도 있습니다. 하지만 이는 합병증의 치료를 위한 것일 뿐, 항혈관내피세포성장인자 항체 제제의 유리체강 내 주사를 통해 망막색소변성 자체를 치료할 수 있는 것은 아닙니다.

망막색소변성은 근본적 치료 방법이 없다던데, 그래도 안과를 다니는 게 좋을까요?

망막색소변성은 진행성 질환으로 점점 시야가 좁아지고, 중심시력이 저하되어 상당수 환자는 시력을 잃을 수도 있는 병이며, 유전적 요인이 가장 큰 원인으로 알려져 있습니다. 이에 대한 치료법으로 유전자 치료, 줄기세포 치료, 신경영양인자 치료, 인공망막, 망막 이식술 등의 치료가 전 세계적으로 시도되고 있으나 아직 완치할 수 있는 방법은 개발되어 있지 않은 실정입니다. 그러나 그것이 치료가 전혀 안 된다는 것을 의미하지는 않습니다.

망막색소변성 환자에게 있어 정기적인 안과 검진을 받는 것은 매우 중요합니다. 망막색소변성은 만성적으로 진행하는 병이므로, 정기 검사를 통해 남아 있는 시력 및 시야 범위를 주의 깊게 평가하고 진행 속도를 추정하는 것이 삶의 질 유지에 매우 중요합니다.

백내장 및 낭포황반부종과 같이 망막색소변성에서 동반될 수 있는 합병증들은 치료가 늦어지면 시력 저하가 더 빨라질 수 있으므로 이러한 합병증의 치료 시기를 놓치지 않기 위해서도 정기적인 안과 진료와 검사는 필요합니다. 망막색소변성을 완치시키는 것은 어렵지만, 합병증의 적절한 치료를 통해 어느 정도의 시력 호전은 기대할 수 있기 때문입니다.

　인터넷이나 유튜브, 또는 각종 떠도는 이야기를 통해 망막색소변성에 대한 부정확한 정보와 지식을 얻는 것보다는 전문 의료진과의 상담을 통해 최신 의료 지식과 견해를 청취하는 것이 치료와 관리에 도움이 됩니다. 정기적인 진료로 본인뿐 아니라 보호자인 환자 가족들도 망막색소변성이라는 질환에 대해 정확히 이해하는 것이 일상생활을 유지하고 불안감을 해소하는 데 도움이 될 것입니다.

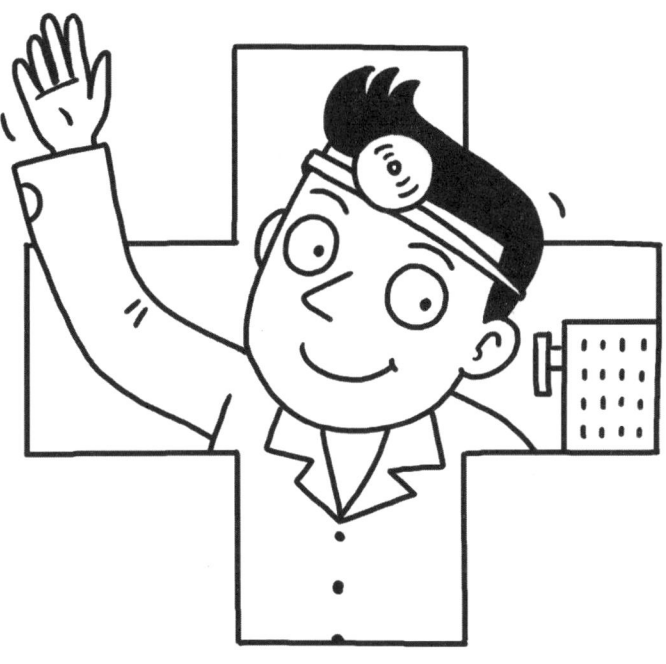

망막색소변성의 기타 안과적 합병증은 어떠한 것들이 있나요?

　망막색소변성 환자의 흔한 합병증은 백내장과 낭포황반부종입니다. 백내장은 수정체에 혼탁이 생기는 것을 의미하며, 망막색소변성 환자의 수정체 뒤쪽 부분에 후낭하 혼탁의 양상으로 주로 나타납니다. 연구마다 빈도의 차이는 있지만, 성인 망막색소변성 환자의 약 35~51%는 후낭하 백내장이 동반된다고 알려져 있습니다. 망막색소변성 환자에게서 백내장이 발병하는 평균 연령도 약 35세 전후로 보고되는데, 안과 질환이 없는 다른 환자에 비해 발병 시기도 빠른 편입니다. 백내장은 안과에서 시행하는 세극등 검사로 진단이 가능합니다.

　낭포황반부종은 망막 조직과 망막 내 혈관 사이의 장벽이 손상되거나 펌프 기능이 저하되어 망막 내에 수분이 축적되어 나타난다고 알려져 있으며, 현저한 중심시력 저하를 유발하는 합병증입니다. 망막색소변성 환자는 대부분 주변 시야 손상이 동반된 상태이므로 낭포황반부종으로 인해 중심시력이 현저히 떨어질 경우, 일상생활에 극심한 불편을 느낄 수 있습니다. 망막색소변성 환자 중 약 20% 정도에서 낭포황반부종이 나타난다고 알려져 있으며, 빛간섭단층촬영과 형광안저조영술을 통해 진단할 수 있습니다.

91
비타민 등의 항산화제가 망막색소변성 환자에게 효과가 있나요?

대표적인 항산화제에는 비타민 A, 비타민 C, 비타민 E, 아연과 셀레늄 같은 미네랄, 카로테노이드(리코펜, 베타카로틴, 지아산틴, 루테인 등), 플라보노이드(폴리페놀, 카테킨, 케르세틴, 안토시아닌 등) 같은 것이 있습니다.

망막은 광수용체에서 빛 자극에 대한 로돕신의 광화학 변화와 재생이 계속 반복되는 대사가 활발한 조직이므로 대사산물도 많이 발생합니다. 항산화제는 에너지 생성 과정 중 조직에서 발생하는 활성 산소에 의한 산화 스트레스를 줄여 주어 세포 손상과 노화를 억제하는 역할을 하는데, 이미 연령관련황반변성에서는 비타민 C, 비타민 E, 베타카로틴, 아연 등의 장기 복용이 병의 진행을 억제하는 효과가 있음이 대규모 임상 연구로 증명된 바 있습니다.

비록 망막색소변성에서는 아직 항산화제의 효과가 무작위 비교 연구를 통해 명확히 밝혀진 사례가 없지만, 망막 세포의 노화와 변성을 예방하는 데 효과가 있을 것으로 연구자들은 예상하고 있습니다.

망막색소변성을 더 빨리 진행시키는 인자가 있나요?

 망막의 시세포는 빛과 관련한 산화 손상이 잘 일어날 수 있는 부분입니다. 현재까지 일상적인 빛 자극이 시각 손상을 증가시킨다는 근거는 없기 때문에 일상생활에서까지 빛을 제한해야 한다고 볼 수는 없지만, 밝은 직사광선에 오랜 시간 노출되는 것은 피하는 것이 좋습니다. 또한 자외선이 망막색소변성에 해로울 수 있어 야외에서는 선글라스 착용을 권유합니다.

 흡연은 연령관련황반변성과 같은 여러 가지 망막 질환에 해로운 영향을 미친다는 사실이 잘 알려져 있습니다. 비록 망막색소변성 환자를 대상으로 한 직접적인 연구가 이루어지지는 않았지만, 흡연은 일반적으로 망막에 해롭기 때문에 망막색소변성 환자에게도 금연을 권유합니다.

 음주는 현재까지 망막에 특별히 해가 된다는 근거가 없지만 장기간의 과도한 음주는 해가 될 가능성이 높으므로 망막색소변성 환자도 과도한 음주는 삼가야 할 것입니다. 과로, 정신적 스트레스, 전신적 무기력 등의 상황에서 일시적인 시기능의 저하를 느끼는 환자들은 상당수 있으나 이런 요소들이 장기적인 병의 진행에도 악영향을 주는지는 불분명합니다.

93 망막색소변성에도 급성과 만성이 따로 있나요?

　망막색소변성의 진행과 관련해서는 일반적으로 10~20대에 야맹증이 시작되고, 30~40대에 시야 장애가 나타나면서 그 후에 중심시력이 떨어진다고 알려져 있습니다. 발병 시기에 따라 조기 시작형(early-onset), 청소년기 시작형, 성인형, 후기형 등으로 분류하기도 합니다.

　망막색소변성은 유전형에 따라, 또는 개개인에 따라 진행 속도가 매우 다양하여 10~20대에 법적 실명에 이르는 경우도 있고, 50~60대에도 야맹증과 경미한 시야 장애만 있는 경우도 있습니다.

　한편 중심시력은 일반적으로 후기까지 유지되는 경우가 많지만, 주변 시야가 많이 남아 있는 환자의 경우에도 중심 망막의 침범으로 중심시력이 심하게 감소하는 사례가 있습니다.

눈에 떠다니는 게 보이는 비문증, 빛이 번쩍이는 광시증도 망막색소변성이 원인인가요?

비문증은 일반인들에게도 나타나는 눈의 노화 과정에 의한 증상 중 하나입니다. 이것은 눈 속을 채우고 있는 유리체가 망막으로부터 분리되면서 나타나는 증상으로 망막에 이상을 초래하지 않는다면 큰 문제를 일으키지는 않는 것이 보통입니다. 시야가 좁아진 망막색소변성 환자들에게 눈 속에 떠다니는 유리체가 남아 있는 시야의 중요한 부분을 가린다면 시야 장애를 더욱 악화시킬 수 있습니다. 하지만 대부분 증상이 저절로 호전되므로 유리체 박리에 의한 합병증이 생기는지 정기적인 검사를 받는 것만으로도 충분할 것입니다.

또한 많은 환자들이 병의 경과 중에 빛이 번쩍거리는 증상, 즉 광시증을 경험하게 됩니다. 이 역시 정상인들에게도 발생할 수 있으나 망막색소변성 환자의 증상은 시야의 중간 주변부, 즉 시야 결손이 있는 부위에서 발생합니다. 망막색소변성이 진행하는 경우에도 이 증상은 비교적 중간 주변 시야에 국한되는 경우가 흔하며, 시야 결손이 진행됨에 따라 증상이 감소해 결국 사라지게 됩니다. 그러나 드물지만 망막박리와 동반되는 경우도 있으므로 평소 없던 광시증 증상이 새로 나타났다면 망막 검사를 받아보는 것이 좋습니다.

모니터, 스마트폰, 책 등을 많이 보면 망막색소변성의 경과에 영향을 미치나요?

　일반적으로 장시간의 독서처럼 눈을 많이 사용하는 것이 망막에 해롭다고 볼 수는 없습니다. 망막색소변성을 더 진행시키는 것도 아닙니다. 그러나 독서를 집중해서 하거나 TV, 컴퓨터 모니터 또는 스마트폰 화면을 오래 보게 되면 안구 건조증이나 눈의 피로감이 유발될 수 있습니다.

　이런 기기의 사용 중에는 과도한 집중으로 무의식 중에 눈을 덜 깜빡이게 되는데, 이로 인해 안구 표면의 눈물 분포가 고르지 않게 되며, 특히 건조로 인한 각막 표면의 손상이 통증뿐 아니라 시력 저하를 유발할 수 있습니다.

　장시간의 TV 시청이나 컴퓨터, 스마트 기기 사용 시에는 중간 중간 눈을 자주 쉬게 하고, 실내가 건조하지 않도록 유지하며, 필요한 경우 인공 눈물을 점안하는 것이 좋습니다.

망막색소변성에 걸리면 시야가 좁아진다는데, 시력도 동시에 떨어지게 되나요?

그렇습니다. 과거에는 망막색소변성이 상당히 진행하여 주변 시야가 많이 좁아진 경우에도 중심시력은 정상으로 남아 있을 것으로 추정했습니다. 그러나 실제로는 중심시력도 매년 1%에서 8.6%씩 감소한다고 보고되었고, 사람에 따라 많게는 매년 15% 이상 시력 감소가 나타난다는 보고도 있습니다.

시야가 많이 좁아지면 중심시력도 떨어지게 되는데, 한 연구에서 시야 검사 결과 중심 시야가 30도 이상 남아 있을 때는 시력이 0.5 이상인 경우가 96%였지만, 중심 시야가 10도 이하로 남았을 때는 0.5 이상인 경우가 68%로 감소되는 것으로 나타났습니다.

따라서 일반적으로는 시야가 많이 좁아지면 중심시력도 많이 감소하는 것으로 생각되고 있습니다.

97
망막색소변성 진단을 받았지만 증상이 없거나 증상이 호전되는 경우도 있나요?

　망막색소변성의 경과는 다양하게 나타납니다. 드물기는 하지만 진단 후에도 오랫동안 증상이 없을 수 있습니다. 그러나 망막색소변성은 진행성 질환이므로 질환 자체가 진행하지 않는 것은 아닙니다.

　만약 진행하지 않는다면 다른 망막변성 질환일 가능성을 생각해 볼 필요가 있습니다. 망막색소변성의 증상은 대체로 오랜 시간에 걸쳐서는 점점 악화되는 진행을 보이지만, 단기적인 증상은 여러 가지 검사에서도 측정 시마다 차이가 날 수 있습니다.

　그러므로 증상이 일시적으로 좋아졌다고 해서 이것이 질환 자체의 호전을 의미하는 것은 아닙니다. 그렇지만 증상의 악화를 막거나 악화 요인을 찾아 줄이도록 노력하는 것은 그로 인한 장애를 줄이고, 일상 생활을 영위하는 데 많은 도움이 될 수 있을 것입니다.

망막색소변성 환자가 시력보조기를 처방 받는 절차는 어떻게 되나요?

망막색소변성의 진행으로 시력이 떨어져 작은 글씨를 보기가 힘들게 되는 등 생활의 불편을 겪는 분들이 있습니다. 책을 보거나 컴퓨터 작업을 하기 어려울 때, 활용할 수 있는 보조기구로는 눈의 상태에 따라 확대경, 확대 독서기, 컴퓨터 확대 프로그램, 음성지원 프로그램 등이 있습니다.

시각장애인은 국민건강보험이 지원하는 한도 내에서 보장구 처방전을 통한 보장구 지원을 받을 수 있습니다. 다음과 같은 절차를 통해 저시력보조안경, 돋보기, 망원경, 콘택트렌즈, 의안 등 보장구를 구입할 수 있습니다.

시력보조기 처방 절차
1. 장애인의 의료기관 진료(의료기관)
2. 전문의의 보장구 적합 평가 및 보장구 처방전 발행(의료기관)
3. 보장구 구입(장애인 본인비용)
4. 전문의의 보장구 검수 확인 및 보장구 검수 확인서 발행(의료기관)
5. 보장구 급여비 지급 청구(건강보험공단)

6. 보장구 급여비 지급(장애인 본인/보장구 업체)

 최근에는 스마트폰 어플리케이션이나, 디지털 장비를 이용한 시력보조기들도 개발되고 있습니다. 환자 개개인에 맞는 적절한 시력보조기를 사용하면 일상생활에 도움이 될 것입니다.

 일상생활을 도와줄 사람이 없는 상태에서 현저히 시력이 떨어진다면 최대한 시력 저하가 더 진행되지 않도록 정기적인 안과 진료를 받는 것이 무엇보다 중요합니다. 시력 저하가 심한 환자들은 넘어지거나, 침대와 계단에서 낙상 사고를 겪는 일이 종종 있습니다. 평소에 절대 뛰거나 빠르게 걷지 말고, 천천히 움직이는 습관을 들이면서 넘어지지 않도록 주의해야 합니다.

 자주 사용하는 물건은 항상 손이 닿는 일정한 위치에 놓고, 필요한 물건을 찾다가 다치지 않도록 주의해야 합니다. 실내에서 넘어질 때도 다치지 않도록 날카롭거나 뾰족한 물건들은 치우고, 발이 걸려서 넘어질 만한 물건들은 바닥에 두지 않는 것이 안전합니다. 테이블 등 각진 가구들은 모서리에 충격을 방지할 만한 것을 붙이는 등 미리 안전사고에 대비하는 것이 좋겠습니다.

망막색소변성 환자에게 도움이 되는 생활 습관은 어떤 것들이 있나요?

망막색소변성 환자들에게 도움이 될 만한 일상생활 방법을 소개해 드립니다. 실내 또는 일상적인 야외 활동에서 받는 빛 자극은 병의 진행과 관계가 없다고 알려져 있지만, 선글라스를 착용해 밝은 빛이나 햇빛에 안구 노출을 줄이는 것이 좋습니다. 우울증이 일반 인구에 비해 높은 빈도로 발생하므로 관련 증상이 의심된다면 정신건강의학과 의사와의 상담이 필요할 수 있습니다. 적절한 스트레스 대처 역시 도움이 됩니다. 좋아하는 운동 중 자신의 눈의 상태에 맞고 위험하지 않을 만한 것을 정해 꾸준히 하고, 충분한 수면을 취하는 것은 육체적인 건강은 물론 정신건강에 좋습니다.

정기적인 안과 검진과 시야 검사를 통해 병의 정도와 진행 속도를 주기적으로 확인함으로써 막연한 두려움을 해소할 수 있습니다. 또한 자신의 시기능을 객관적으로 인지할 필요가 있으며, 적절한 시기가 되면 자동차의 직접 운전을 중단하도록 하는 것이 좋습니다. 망막색소변성 환자에게 눈 운동이나 지압이 도움이 된다는 보고가 있지만 검증된 바는 없습니다.

시력과 망막 질환에 도움이 되는 기관이나 상담처를 알려주세요.

　다음 기관들은 망막 질환 환자 가족이나 저시력자들이 도움을 받을 수 있는 곳입니다. 잘 기억했다가 필요할 때 참고하시기 바랍니다.

- 한국망막변성협회　　　www.kard.or.kr
- 한국RP협회　　　　　　www.krps.or.kr
- 한국실명예방재단　　　www.kfpb.org
- 실로암시각장애인복지관　www.silwel.or.kr
- 한국망막학회　　　　　www.retina.or.kr
- 대한안과학회　　　　　www.ophthalmology.org
- 한국저시력연구회　　　www.low-vision.kr
- (사)전국저시력인연합회　www.lowvision.or.kr
- 하늘안과　　　　　　　www.bweye.co.kr

부록 자가진단용 암슬러격자

암슬러격자를 이용한 황반변성 검진방법

1. 쓰고 계신 안경이나 콘택트렌즈를 벗지 마십시오.
2. 밝은 빛 아래에서 30cm 정도 띄우고 앞면의 암슬러격자를 봅니다.
3. 한쪽 눈을 가리고 격자의 중심점을 똑바로 쳐다봅니다.
4. 시선을 고정시키고 보이는 상태를 기억합니다.
5. 다른 쪽 눈도 똑같은 방법으로 시험해 봅니다.
6. 확인된 현상을 아래의 소견과 비교해 봅니다.

황반변성의 자가검진 소견

→ 암슬러격자로 검진했을 때

1. 직선들이 곧게 보이지 않는다.
2. 작은 네모 칸이 모두 같은 크기로 보이지 않는다.
3. 네 개의 모서리가 보이지 않는다.
4. 비어 있거나, 뒤틀리거나, 희미한 부분이 있다.
5. 선들이 물결 모양으로 굽이쳐 보인다.
6. 격자 일부가 가려져 보인다.

위 항목 중 하나라도 해당된다면 황반변성을 의심해 볼 수 있습니다.
즉시 망막 전문 안과의사와의 상담을 권합니다.
암슬러격자를 이용한 검사가 정기적인 안검사를 대신할 수는 없습니다.

Reference
Earliest Symptoms of Diseases of the Macula Brit. J. Ophthal. (1953)37,521.
Early Detection and Treatment of Neovascular Age-related Macular Degeneration
(JABFP 2002;15:142-52)

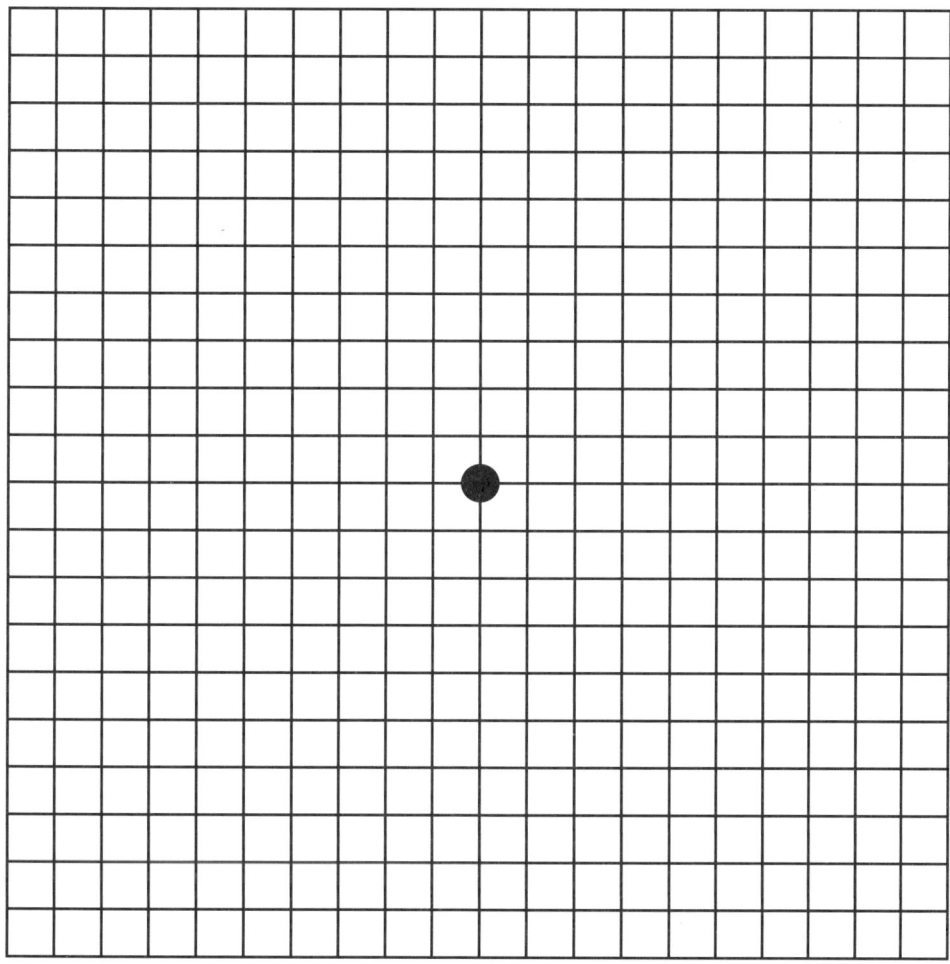